健康IQ

民俗醫生教你

怎樣活用民間偏方

原書名：怎樣活用民間偏方

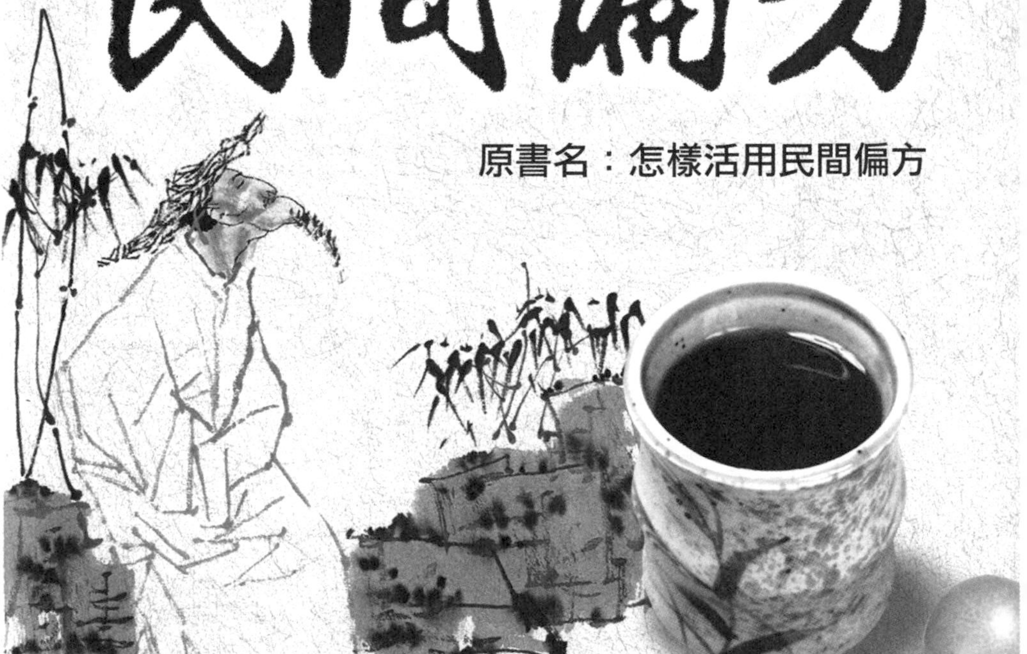

莊亭亭◎編著

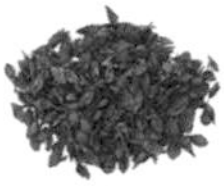

民間偏方療痼疾

　　時代巨輪不停向前滾動，科技日新月異，國民所得年年增加，生活品質不斷提升。今日較之往昔，的確在各方面都進步成長了；然而人們的生活習慣、飲食習慣，仍和從前類似，甚至生活環境日益惡劣，罹患文明病的機會反而增多了。

　　當身體機能喪失原有的功能時，理當上醫院求診。但相信你一定曾有過共同的經驗，就是排隊掛號時間花去了二十分鐘，候診時間又花掉一、兩個小時，而醫生問診卻不到五分鐘，接著還得繳費和領藥，又花掉半小時。結果是身體不適的你，花了半天甚至一天的時間，只看了五分鐘的病，這樣的邏輯看

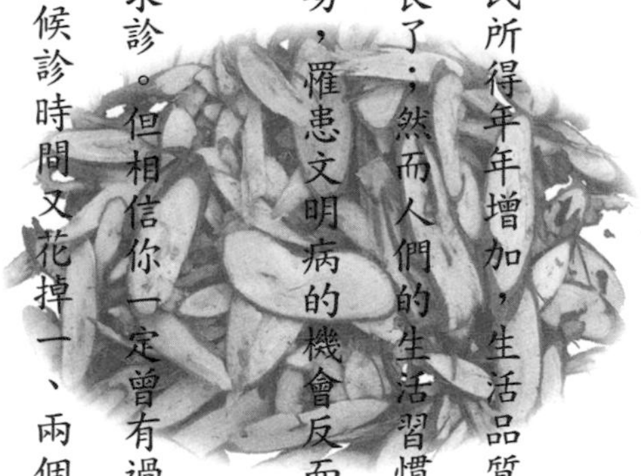

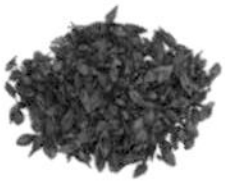

來像個笑話！在分秒必爭、講求效率的社會中，無異於浪費時間、浪費金錢。

如果只是頭痛、肩膀痠痛、咳嗽的小毛病，非得花費這麼多精力，大費周章的上醫院嗎？是否有更方便有效的方法？

沒錯，的確是有的。針對此一弊端，本書蒐羅了各種常見的疑難雜症，及流傳民間行之有年且確實有效的數種療法，做一番搭配和介紹。讓您不必再浪費寶貴的時間，只要按照處方的說明，即可在家自行治療。

除了「節省時間」、「確實有效」之外，本書的另一個特色是「省錢」。舉凡「刮痧法」、「指壓法」、「腳底按摩法」、「鹽療法」或是「健康茶療法」、「養生粥療法」、「蔥薑蒜療法」、「蛋療法」都是療法簡易、取材方便，不需藉助特殊器材即可達到健康目的。讓您在患病時，只要就地取材，或由中藥店中購買所需的藥材，就能在家自行治療。不僅花費不高，而且方便有

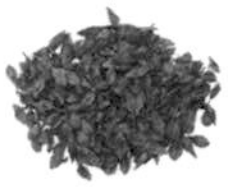

效。

最後，附錄「尿療法」及「藥草浴」兩種，供有興趣的讀者參考。這兩種療法盛行於日本，許多人也以爲是由日本引進的治療方式，殊不知，這些療法早在數千年前已出現在中國，隨後才傳至日本。中國歷代的藥典，如《神農本草經》、《本草綱目》等，都是最佳佐證。翻閱這些名著藥典，前人智慧的光芒，至今仍熠熠生輝。因此，本書特別利用部分篇幅加以介紹，希望能對您有所幫助。

民間偏方療法流傳範圍廣大。治癒無效、疾病纏身的患者。或許您從前不曾留意過這些民間智慧，然而今日絕不能再錯過！

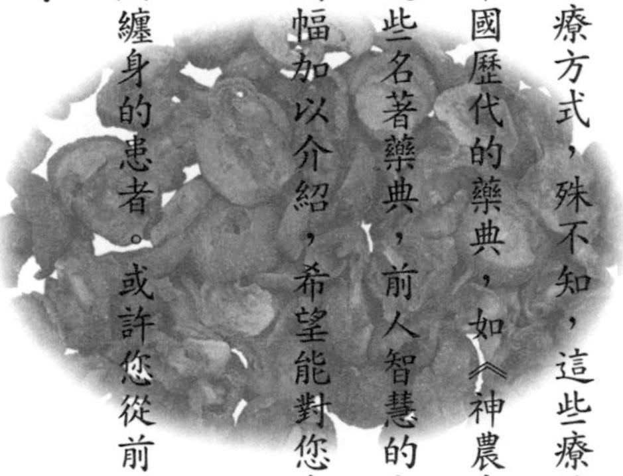

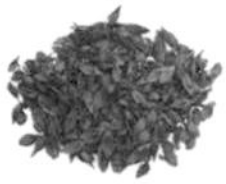

目錄

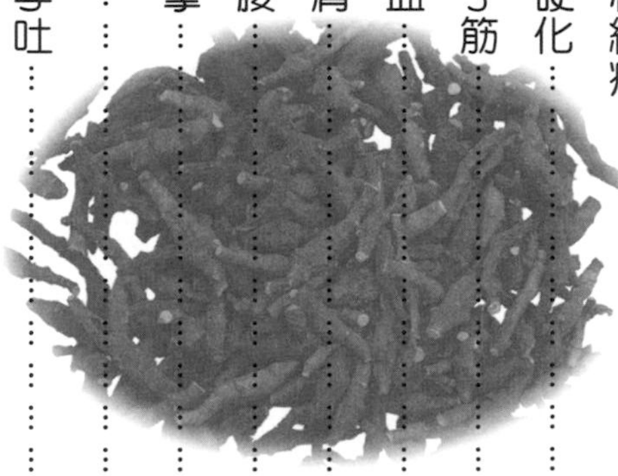

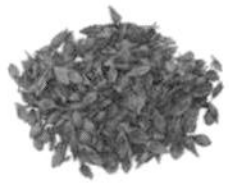

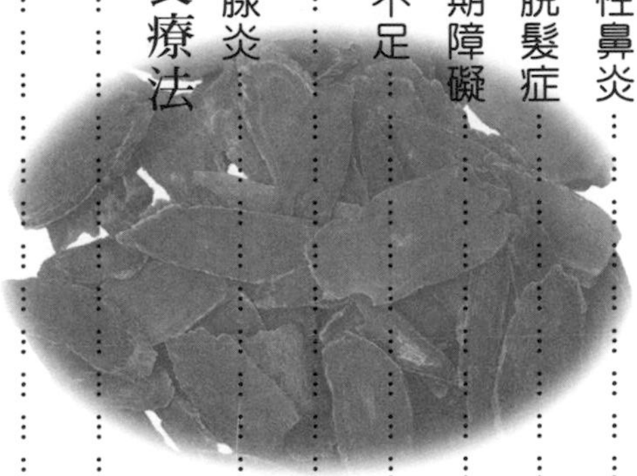

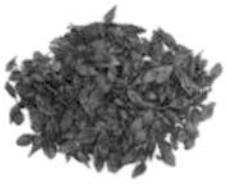

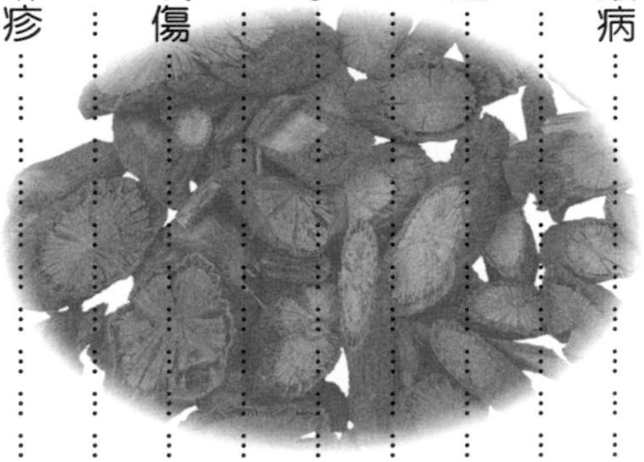

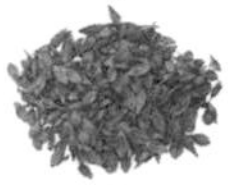

附錄

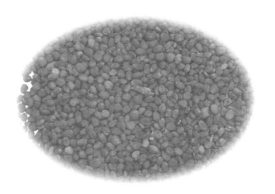

刮痧法

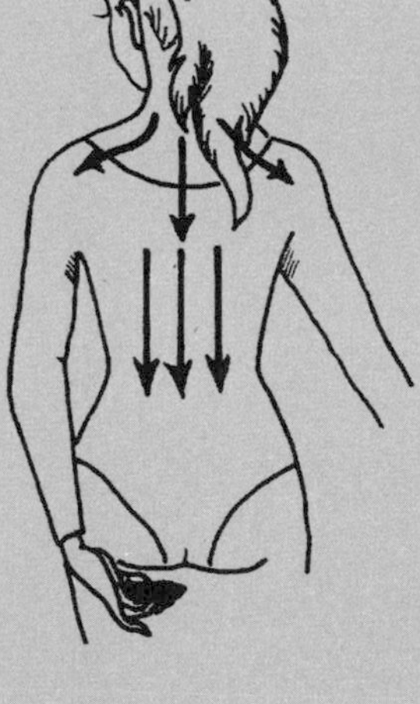

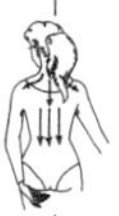

刮痧是一種流傳極廣的民間療法。每個人都多少曾經體驗和看過媽媽們以瓷湯匙、十元硬幣或牛角板，甚至直接用手擰（或稱扯痧）的方式來治療暑痧。適當施力的刮痧不會引起疼痛感，反而是一種紓經活血的按摩。因爲刮痧是以經穴脈絡爲基礎，應用「刮痧去瘀」的原理，將瘀積體表或末梢神經滯流不通暢的有毒物質排除。

刮痧的特點是皮表會出現點點紅斑痕跡稱「出痧」。精通經絡穴位醫理者能由出痧狀況，準確判斷患者身體的病狀，有「治病即診斷」的優點，而一般人雖不能做出正確診斷，仍能收治病保健之效。

只要是邊緣平滑，能符合身體各部位角度，易施力的器物，都可成爲刮痧的工具。而牛角骨製的刮痧板攜帶方便、觸感好且具解毒功能，也是很好的刮痧工具。刮痧時首先要在皮膚表面塗上潤滑油膏，舉凡嬰兒油、乳液、面霜、凡士林、青草藥膏等皆可。先在刮痧部位塗抹潤滑油膏，再將刮痧板輕按皮膚，以垂直角度順勢滑下。刮痧時力道要均勻，力量以無疼痛感但易出痧爲佳，通常可由輕逐漸加重。替別人刮時，要不斷詢問對方的感覺，藉以拿捏施力的輕重。刮出

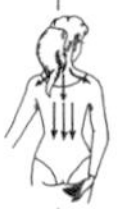

紅斑點後，再繼續刮拭，待紅斑點色澤不再變濃，即可停止。如果是平時自己做保健刮痧，則在塗抹潤滑油膏後，在痠痛部位順單方向刮拭，不論是否出痧，只要感覺到按摩、鬆弛的舒暢，即已達到經穴疏通、血氣活絡的效果了。

其實身體任何部位的痠痛麻脹都不是毫無原因的，只要經常對痠痛部位施以刮痧，則肩膀痠痛、頸項僵硬、長期疲勞、失眠等症狀，就能立即獲得改善。

刮痧保健療法雖然簡單易行，操作簡便，但仍要適度。以下特舉幾點，提供您刮痧時應注意的要項：

1刮痧前要使用潤滑油膏，避免直接刮擦傷害皮膚。

2要有方向性，不可來回刮拭。

3不宜整背刮，避免因過度刮痧對整體皮下淋巴過度刺激，引起發燒現象。

4發燒和急症患者不適合採用刮痧法。

5心臟病患者及孕婦只可輕刮，並隨時留意身體反應。

6身體極度瘦弱，皮膚表面有傷口、潰瘍時，也不要刮痧。

7皮膚病患者可隔著薄而乾淨的紗布來進行刮痧。

8平時以刮痧保健，病發時仍應就醫。除醫藥治療外，可輔以刮痧法，幫助身體恢復健康。

刮痧是一項促進血行、增強抗病抗炎力、調整自律神經，並增進生命力的治療方式。這種簡易有效、方便可行的保健療法，值得推廣施行。

骨刺可以根治嗎？

親愛的萬能醫師您好：

我是台北的小昭。最近我阿媽經常腰背痠痛，上醫院檢查說是「骨椎增生」，也就是俗稱的「骨刺」，必須開刀切除。可是老人家害怕開刀手術，遍尋中醫診治，卻始終不見改善。眼看阿媽每天痛苦萬分，坐也痛、臥也痛、站也痛，實在非常不忍。請問萬能醫師，骨刺一定要手術切除嗎？如果不開刀，是否有其他方法根治？

萬能醫師・萬事OK

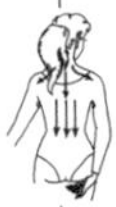

其實骨刺是一種坐骨神經病症，會引起腰痠痛及腿部痠痛、麻木等症狀，即使開刀切除，也未必能根治；搞不好挨了一刀後，骨刺未除，徒留刀疤，可眞令人「痛心疾首」啊！想要「骨刺好，又要不開刀」，萬能醫師建議可採「刮痧」

療法。刮痧是可以在家中自療，或請家人代爲刮痧的治療方式，能使血氣通暢、紓筋活絡，不論是預防或治療都極有效。

治療骨刺的刮痧部位是背部、腰部及痠痲的腿部（如圖示）。首先在刮痧部位塗抹潤滑油膏，由上而下順勢刮拭，這時患部會漸漸出現紅斑，最後呈紅、紫色，有時腰部、腿部還會出現黑色顆粒的血塊稱「出痧」。

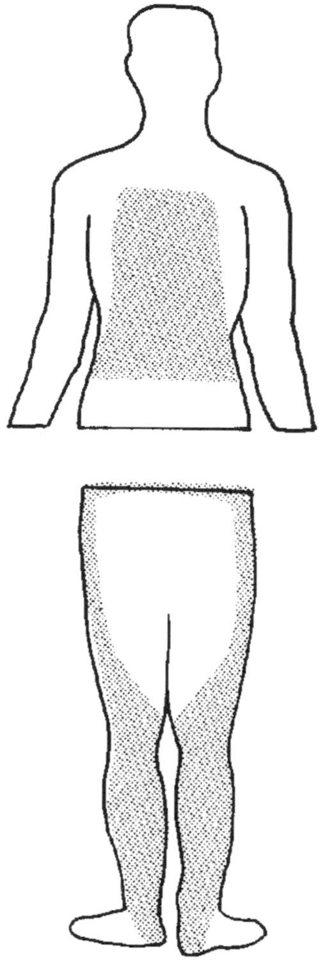

骨刺刮痧部位圖

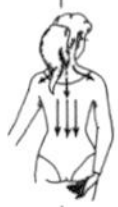

由於刮痧具有「治療即診斷」的效果，所以在刮痧治療的同時，便可診查出背部、腰部的骨刺部位；並藉由出痧的現象，促進氣血循環，達到去瘀活血的效果。

刮痧是一種簡單有效的療法，如果腰脊骨刺較嚴重時，還可搭配敷藥及服藥合併治療；如此內攻外治，相輔相成，可幫助患者早日擺脫身體病痛，恢復身體健康，不再受骨刺折磨之苦。

孝順的小昭，別再眼睜睜的看著阿媽受苦而束手無策了，立刻採行萬能醫師告訴妳的方法，幫助阿媽恢復往日的健康快樂吧！

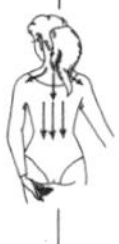

中暑了

親愛的萬能醫師：

前兩天參加公司的露營，當天天氣晴朗、微風徐徐、風景秀麗，令人神清氣爽；對於久居都市的人來說，眞是一大精神享受。中午大家分組烤肉，肉香四溢，人人食指大動，可是炭火的溫度加上烈日當空，讓人汗如雨下。傍晚時感到精神不濟，十分倦怠，第二天更是打不起精神。同事小美說我「中暑」了，找了一支瓷湯匙，說要幫我刮痧。說也奇怪，刮完後的確舒服多了。請問萬能醫師，爲什麼會中暑？還有爲什麼一支瓷湯匙即可治好中暑？

萬能醫師・萬事OK

夏日天氣炎熱，氣溫高、流汗多。在烈日下活動，如果不能隨時補充足夠水分，很容易出現疲勞、暈眩、精神不濟的現象，也就是所謂的「中暑」。

衆所皆知，刮痧治療暑痧十分有效。當身體出現中暑現象時，可從後腦頸部往下刮拭直到腰骶部。

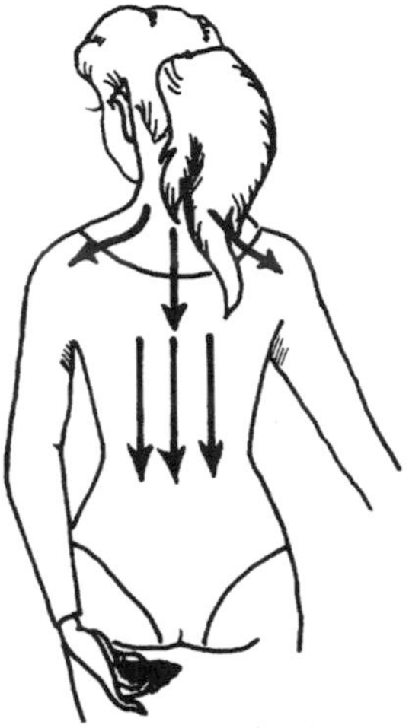

中暑時的刮痧部位圖

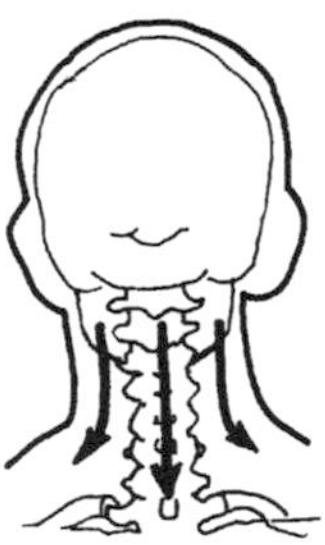

平日預防中暑，
可隨時刮痧。

若自行刮痧，則可採用兩段式自行刮痧法，手持刮痧板伸到頸脈部，由頸椎刮至胸椎；再將手伸到腰背部脊椎上，手所能及的最高點，開始由上往下刮。或者你也可以採用另一種方式，由枕骨下方即後腦兩側大筋與髮際凹陷處往胸椎、

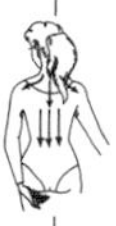

肩胛骨刮至手能及的最低點，再把手伸到腰背，自脊椎、肩胛處由上往下刮。刮痧工具最好使用牛角刮痧板，緊急時也可以瓷湯匙或邊緣平整的碟子代替。

夏天容易中暑的人，平時身體健康欠佳、體質較差，爲了避免時常中暑，可經常以刮痧板沿頸項四周刮動，疏散瘀積之氣。平日宜多補充大量流汗所消耗的水分，但身體燥熱時，切忌馬上喝冰水飲料。

慢性支氣管炎

萬能醫師您好：

首先我要強調，我是個威武的大男人。但我卻有個難以啓齒的小秘密——最怕打針吃藥。小時候還可以使出哭鬧抵抗的絕招，長大後可不行了。所以每次感冒，都是自己到藥房買個成藥吃吃算了，可是沒想到昂然七尺的大男人，竟還是無法戰勝病毒侵害；感冒看似痊癒卻仍咳嗽不止，最後成了慢性支氣管炎。萬能醫師，有什麼方法可以不打針吃藥，又能治好慢性支氣管炎的嗎？請爲我解答。

萬能醫師・萬事OK

許多人都和「大男人」你一樣，把上醫院看病這檔事視爲畏途，結果三、四天就能痊癒的小感冒，一拖成了延續三、四星期的重感冒，最後的結果是——「好了感冒，壞了氣管」，導致慢性支氣管炎的發生。每到冷氣開放的地方，便

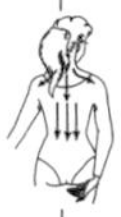

會感到胸口發悶，咳嗽不止，嚴重時還會呼吸困難；即使尋遍中西醫，都很難根治。

想要治好慢性支氣管炎，又不願打針吃藥，可採刮痧法治療。以刮痧板刮拭背部、胸部及雙肩；若慢性支氣管炎已成多年宿疾，一經刮痧，立刻呈現紫黑色，胸部感覺到舒暢無比，心情也馬上輕鬆起來。連續刮痧數次，直到病症消失，刮痧時皮膚不再有疼痛感或紅紫色的出痧痕跡時，慢性支氣管炎即可痊癒。

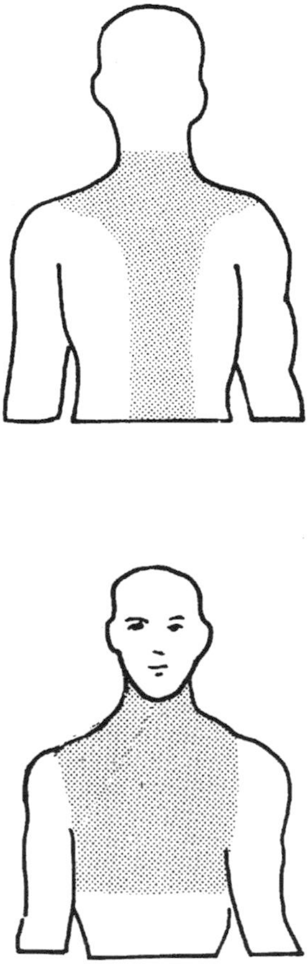

慢性支氣管炎的刮痧部位。

習慣性頭痛

萬能醫師：

我是個典型的職業婦女，穿梭在工作與家庭間，每天除了上班工作之外，下班還得洗衣燒飯、料理家務，有時眞恨不得自己能有「三頭六臂」，可以勝任愉快。可惜我只是個平凡的女人！最近，工作壓力比較大，每天早上一到辦公室，看到堆積如山的工作，就開始頭痛；下班時，想到還有一大堆做不完的家事，也要頭痛；漸漸地，頭痛的症狀成了我另一件「頭痛」的事。再這樣惡性循環下去，那還得了呀！萬能醫師，您有治療習慣性頭痛的妙招嗎？請賜教，謝謝！

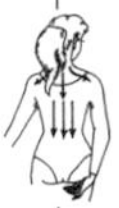

萬能醫師・萬事ＯＫ

現代人面對緊張忙碌的生活時，經常要承受來自各方面的壓力，如果壓力不能獲得適當紓解，一旦達到某種程度，就會產生焦慮、頭痛等徵兆。對你發出警

訊，再不好好休息、調整生活步調，身體機能就要抗議罷工了。究竟習慣性頭痛有什麼方法可治呢？當然有，而且方法還眞不少，最方便快速的方法就是刮痧法。

頭痛時，以刮痧板在頭痛部位輕輕施力按壓，再朝腦後方刮拭，即能使頭痛部位血行順暢，調節自律神經，使頭痛現象立即紓解（見圖一）。如果是因情緒緊張引起的頭痛，只要經常以刮痧板自後腦頸椎的髮際處往下刮，使通向頭部的氣血循環順暢，便能有效紓解因緊張引起的頭痛了（見圖二）。

假如你是原因不明的經常性頭痛，不妨經常以刮痧板在大姆指四周按摩，遇到壓痛點要多刮幾下，藉由拇指反射區以治療頭痛（見圖三）。

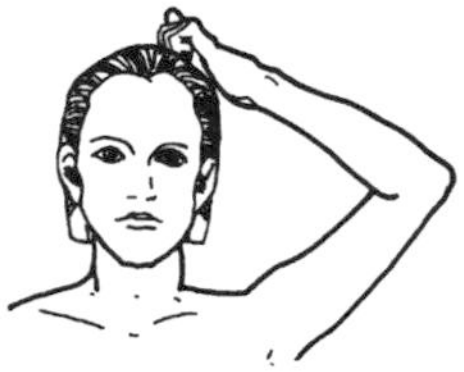

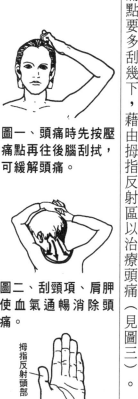

圖一、頭痛時先按壓痛點再往後腦刮拭，可緩解頭痛。

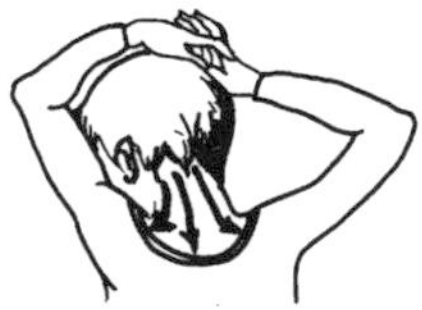

圖二、刮頭項、肩胛使血氣通暢消除頭痛。

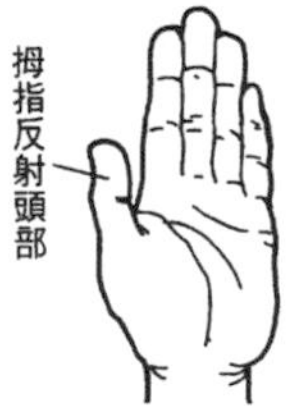

圖三、經常刮拭拇指反射區，預防頭痛。

火氣大，真糟糕！

親愛的萬能醫師：

您好！我有一個很嚴重的問題，困擾我很久了；那就是我有「口臭」。同學們都不喜歡和我講話，更惡劣的，還有男同學會故意取笑我，害我好難過！有人說口臭是因爲蛀牙的緣故，可是我的牙齒很健康，沒有蛀牙啊！萬能醫師，請問爲什麼會有口臭？該怎麼辦？

萬能醫師・萬事OK

如果你確定自己是非齲齒性口臭，那麼必定是火氣大引起的口臭了。火氣大的體質通常脾氣躁、易發怒、缺乏耐心、容易中風，甚至經常舌尖破、嘴唇生膿包，並有口臭現象。但是別擔心，這些因火氣大而產生的病狀都是可以改善的。

治療前首先要分辨自己是屬「肝火大」、「心火大」還是「胃火大」的體

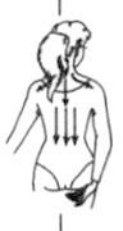

質。如果你是肝火大的體質，應由腳拇趾與次趾的骨縫間往小腿脛骨的內側刮拭，直刮至腳膝蓋內側。因爲此部位大致爲肝經所在，經常刮拭此處，有助改善肝火大的體質（見圖一）。

心火大的人，要由手掌的小拇指根部直刮到手腕下二寸的心經區，疏通神門、靈道等重要穴道，自然能改善心火。特別提醒您，刮痧方向是由指頭向手腕方向刮拭，這樣才能達到效果（見圖二）。而胃火大的人，應刮拭胃經所在的腳外膝眼附近，其中腳外膝往下四指處的足三里穴道，是刮痧降胃火時的重要穴點，應特別加強刮拭，使血氣通暢（見圖三）。

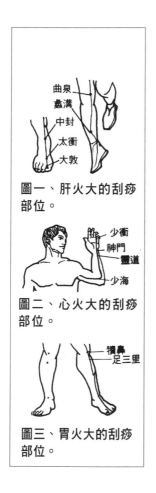

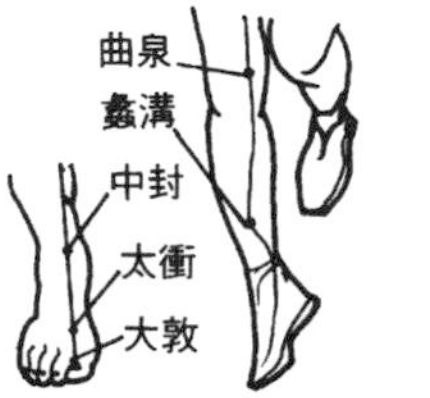

圖一、肝火大的刮痧部位。

圖二、心火大的刮痧部位。

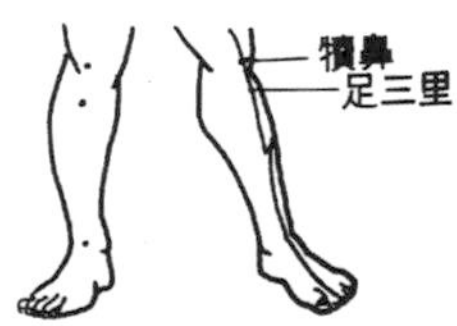

圖三、胃火大的刮痧部位。

寒性體質

萬能醫師您好：

最近我去看中醫，醫生把脈之後，說我是寒性體質，需要好好調養，長期吃藥。可是偏偏中藥包都那麼大包，吃了幾天之後，看到藥包都會怕。而且我覺得自己的身體也還好，實在不需要天天吃藥。想請問萬能醫師，如果沒有繼續吃中藥，有什麼方法可以改變體質嗎？

萬能醫師・萬事ＯＫ

台灣的夏季，酷暑悶熱，許多人喜歡喝冰水、吃生冷的食物，所以在不知不覺中產生寒性體質的現象。例如女性不孕、白帶多、月經不順等；男性貧血、腎虛等現象，都是寒性體質的癥兆。寒性體質平時看似健康，但是結婚前月經失調、生理不順，婚後又不易受孕，造成極大困擾，所以一般中醫師都會開調整體

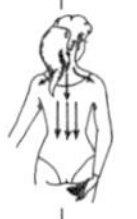

質的藥方。至於不願吃藥的人如何調整體質呢？介紹您一種簡易刮痧法，只要經常做，持之以恆，就能改善體質。

首先由腳內踝後往上大約八橫指處刮，這部位是腎經區，包含了築賓、復溜、太谿三穴，都是強化腎臟的穴位。另外，腳心有一湧泉穴，也要經常刮拭。腎經三穴及湧泉穴若能經常刮拭，即可改善寒性體質（見圖一、圖二）。

除了腎經區之外，心經區也很重要。由手掌小指根部直刮手腕下約五指的位置的心經區，包括神門和靈道二穴，由於心經屬火，所以能藉心火平衡寒性體質（見圖三）。

最後再次提醒寒性體質的朋友，盡量少吃生冷食物，少喝冰涼飲料；可吃些植物性熱性食品如辣椒、胡椒等，藉以達到平衡體質的作用。

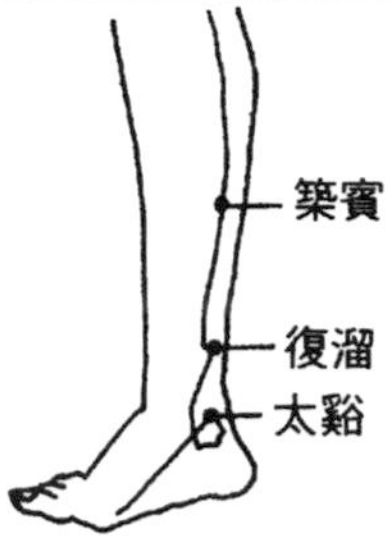

圖一

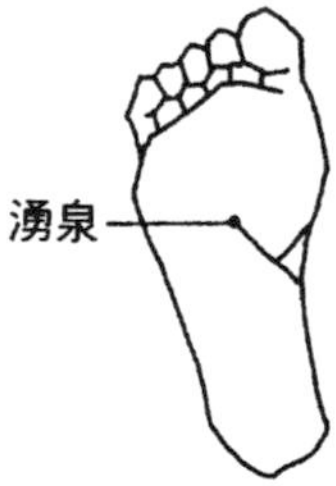

圖二

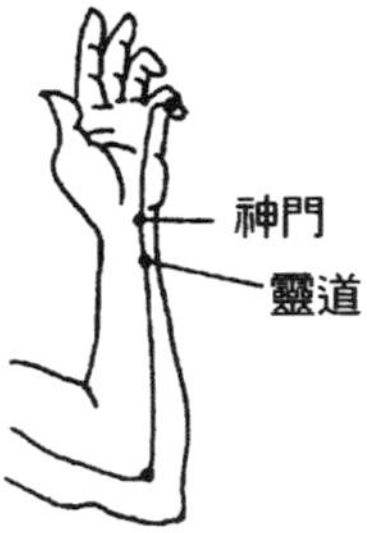

圖三

長時間站立的工作者

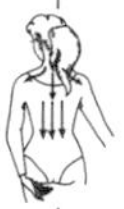

親愛的萬能醫師：

我是百貨公司的專櫃小姐，平時工作的時間很長，公司又要求我們必須親切有禮的爲顧客介紹產品，所以必須長時間站立。想要偷懶坐下來休息，還得眼觀四面、耳聽八方，怕被巡查的主管看見又要嘮叨半天。最近發現腿部靜脈曲張特別嚴重，站一會兒就會腰痠背痛。請問有什麼方法改善嗎？

萬能醫師・萬事ＯＫ

需要長時間站立的工作者，眞的只能以「辛苦」二字形容。然而這樣的工作還眞不少；老師、專櫃小姐、美髮師、交通警察、憲兵等在工作時，經常需要持續站立數小時，所以腿痠、腰痠的現象便經常出現了。尤其是靜脈曲張，幾乎已成職業病。想要改善這些現象，首先在休息時放鬆身體；如果感覺到腰、腿痠

痛，就以刮痧板刮拭，促進血液循環，使氣血活絡順暢，這樣就能緩解痠痛。

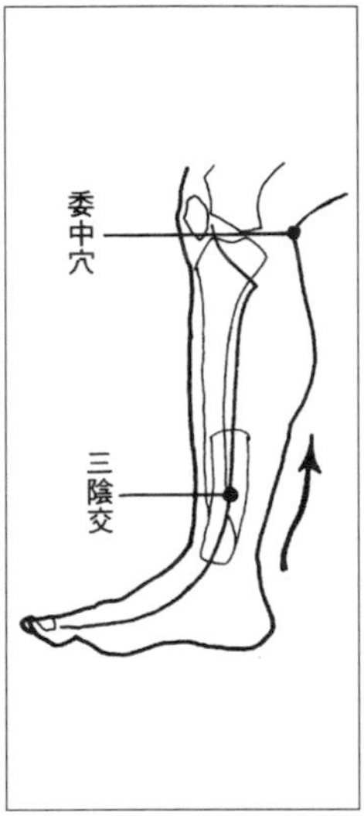

至於有靜脈曲張現象者，在洗澡時仔細觀察腳掌與小腿交會處及小腿肚，看看靜脈是否清楚而明顯的浮現？如果是，那麼就以刮痧板由下往上輕輕刮拭，並且，在小腿內側的踝骨上四橫指處，也就是三陰交穴，以刮痧板由下往上刮拭，加強刺激該穴位，可促進血液循環，預防靜脈曲張。

另外，穿上預防靜脈曲張的彈性襪，對於預防靜脈浮腫，也有很好效果。平時工作時可以選擇彈性襪；休息或下班後，再以刮痧來紓解痠痛，這些都是長時間站立工作者可以採行的保健方式，既方便又無副作用，而且效果佳，值得一試。

長時間維持坐姿者

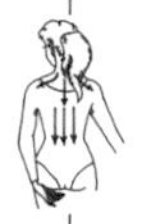

萬能醫師您好：

我是開計程車的，也就是「運將」啦！有一個問題要問你啦，就是啊，我每天開計程車，開了一天下來啊，脖子都痠掉了啦，而且啊腰也很痠咧！有時候啊，前一天打牌很晚才睡，第二天啊眼睛也很痠，像這種情形要怎麼辦咧？開計程車是我吃飯的工具，又不能不開。萬能醫師啊，你有什麼「撇步」嗎？教教我啦！

萬能醫師・萬事ＯＫ

對於需要長時間維持坐姿的工作者，如計程車司機、公車司機及長時間坐在辦公桌前伏案工作的人來說，由於不能經常走動，活動筋骨，在長時間維持同樣坐姿的工作型態下，很容易頸項僵硬、腰痠背痛和眼睛疲勞，影響工作效率。這

時可以採用刮痧的方式減緩痠痛不適現象。

頸項僵硬痠痛的人，可由髮際頸椎往下刮拭到第三胸椎，也就是低頭時頸項上最凸出的骨頭（即第一胸椎），往下至第三胸椎處。刮拭此處可紓解痠痛僵硬的不適感（如圖一所示）。

至於腰背痠痛時可將手伸到背後，以刮痧板刮拭肩胛、脊椎中線的膀胱經部位，只要能刮拭腰背三條經絡，使其去瘀活血，就能有效消除腰痠背痛了（如圖二所示）。

眼睛痠痛疲勞，可用刮痧板輕刮眉骨。先由內眼角順著眉骨、沿著眉型刮至眼尾，再閉上眼睛輕輕刮拭眼皮。注意不可太用力壓迫眼球（如圖三所示）。這種消除眼睛疲勞的方式，不限地點時間，只要覺得眼睛疲勞時，隨時可以做，十分有效。

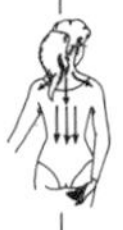

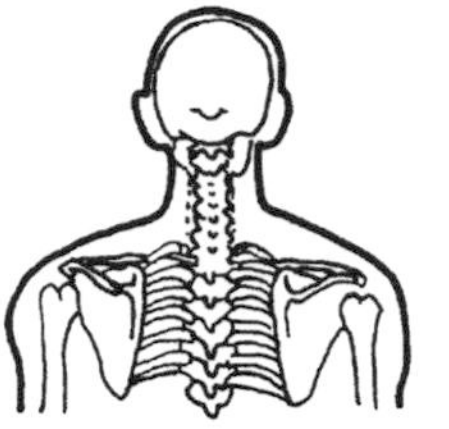

圖一、頸項痠痛僵硬的刮痧部位。

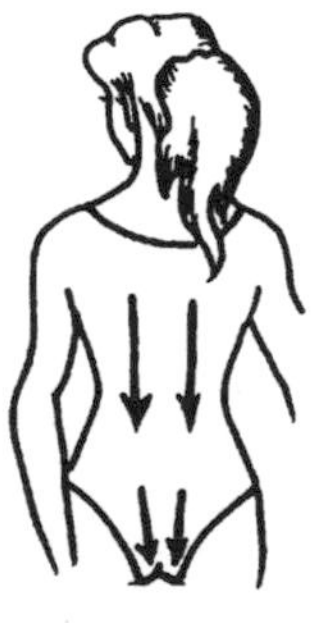

圖二、腰背痠痛刮拭肩胛、脊椎的膀胱經，可有效緩解。

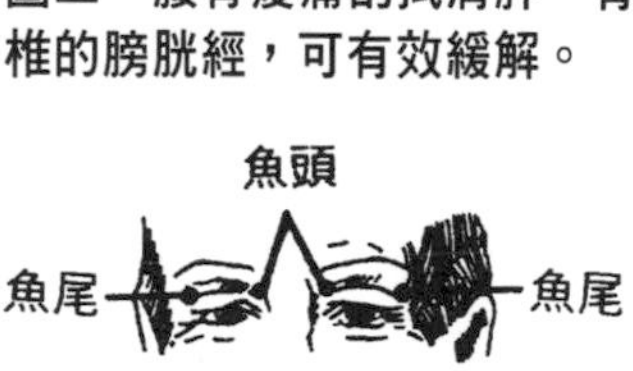

圖三、眼睛疲勞時要隨時刮拭眉骨。

經常性睡眠不足

醫師，您好：

以前唸書時讀的是夜間部，養成了晚睡的習慣，而且越晚精神越好。畢業後在一家貿易公司過著朝九晚五的生活，可是夜貓子的習慣至今仍改不掉，每天很晚才睡，第二天只好在睡眠不足的情況下工作。剛開始時倒不覺得有什麼不好，反而以過人的精力自豪，但長期下來漸漸感到吃不消；精神不濟、疲勞倦怠使得工作效率越來越差。想要改變生活作息，可是生理時鐘一下子調整不過來。請問醫師，我現在這種情況是否有辦法改善？

萬能醫師・萬事ＯＫ

休息是爲了走更長遠的路；前一晚充分的睡眠休息，是第二天工作的基礎。有些人睡眠習慣不佳，或是思慮過多，不能獲得應有的睡眠時數；有些人不得已

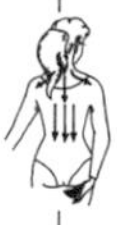

必須連夜加班，一樣不能好好休息；這時若想打敗瞌睡蟲，只要以刮痧板自頭頂的百會穴往後腦刮拭，即能提神醒腦、精神充沛了。

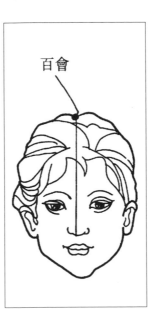

如果還是無法提起精神，也可在小指側與手腕交會的凹洞處，以刮痧板由指根向手腕方向刮拭，以達提醒效果。

許多人因睡眠不足，精神不能集中，會有缺氧的感覺，頭昏欲睡，呵欠連連；有一個小祕方可以試試——深度呼吸法，以丹田的力量深呼吸，增加血液帶氧量，精神會比較好些。

經常飲酒應酬的保健法

萬能醫師：

聽說你專治各種疑難雜症。我倒是沒什麼大毛病，主要是想替我兒子問一問。我的兒子是個業務員，經常應酬喝酒，我每天都會跟他說少喝一點，他也答應我了，可是還是常常喝得醉醺醺的才回家。我想年輕人喝點酒是沒什麼啦，可是三天兩頭應酬喝酒，身體怎麼受得了呢？人家都說喝酒傷肝、傷胃，如果我兒子年紀輕輕，肝和胃就壞掉，那要怎麼辦才好？醫生啊！你給我解答一下啦！謝謝你了。

萬能醫師・萬事ＯＫ

中國人的飲酒文化與西方人不同。西方人強調細細品嚐，中國人則愛乾杯狂飲，最糟的是喜歡把別人灌醉。由於這種「不醉不歸」的習慣十分傷身，所以經

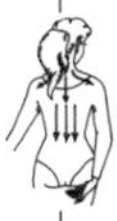

常飲酒應酬的人就必須有一套保健養身的方法。

完善的飲酒保健刮痧法包括保肝和護胃兩個重點。

保肝：小指下方是肝臟功能區，常飲酒的人可經常以刮痧板由手指側往下輕輕刮拭。另外，位於腳背大拇趾與第二趾間的歧骨是「太衝穴」所在，常以刮痧板由趾頭處往腳背刮拭，可強化肝臟機能。

護胃：喝酒傷胃是因爲酒一入喉，便直接進入胃中。胃吸收酒精，受到直接刺激，便有胃痛現象產生。所以飲酒者可在胃經中的「足三里」，也就是外膝眼下四橫指處，由上往下刮拭，有助於維護胃功能，減輕胃痛、頭痛的不適。

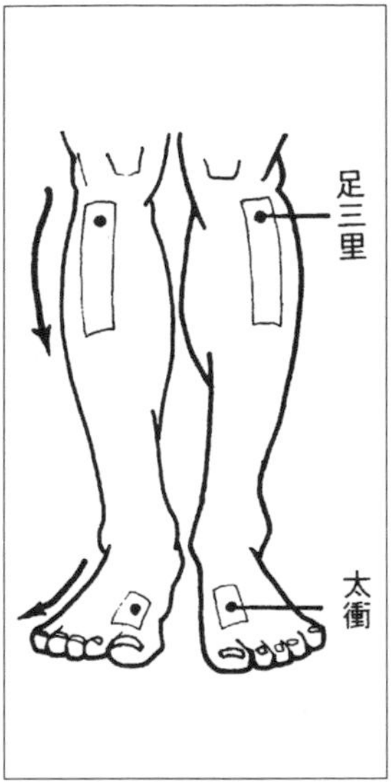

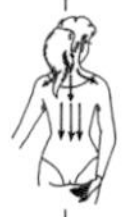

因爲工作性質而必須經常飲酒應酬，實在是不得已的事，所以要懂得好好照顧自己的身體，切忌不可空腹喝酒。可在應酬前先喝杯牛奶或吃些含油脂的食物，避免空腹喝酒嚴重傷胃，同時經常以刮痧方式保肝護胃，才是正確的保健之道。當然，酒是穿腸毒藥，能少喝就少喝，不得已時也應節制才對。

指壓按摩法

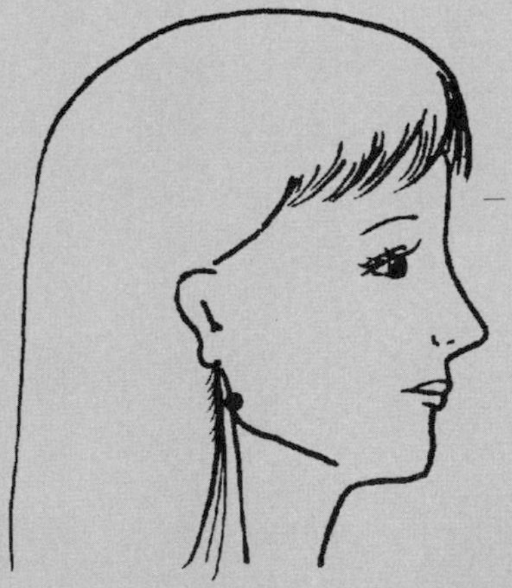

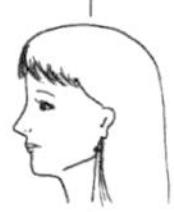

什麼是指壓按摩？

指壓是按摩的一種，都是徒手施行治療，使身體疼痛不適部位獲得緩解，漸漸感到舒適的治療方式。

這種治療方式有何特別之處呢？想一想，在科技昌明的時代，機械幾乎全面性的取代手工，不僅節省許多人力、時間，更爲人類社會帶來生活上的種種便利。出門時汽車代步；穿衣有成衣取代手工織品；酷暑時有冷氣；寒冬用暖爐……，哪一樣不是機械產物？哪一樣不需借重工具的協助？就連按摩，都出現機械式、電動式、滾軸式等按摩器。但是如果你使用過這些新穎的按摩器，你會發現，除了缺乏人性之外，這些按摩器很難讓人眞正感到舒服，達到治療效果。

爲什麼會這樣呢？原因很簡單，因爲指壓按摩治療法是一種不必使用任何器具的治療方式。

指壓按摩療法起源於何時已不可考，唯一可以確知的是在醫學未萌芽，民智未開啓時，人類由於本能反應，在生病、受傷時，以雙手推壓患部，無意中達到緩解、舒適的效果；漸漸的，這種簡單有效的方式流傳下來，成爲一種特殊的民

間療法。

但指壓療法並不是簡單到肚子疼按肚子、頭痛按頭、腰痠按腰而已。若想達到調節生理機能，治療身體病痛的最佳效果，就必須配合身體的經絡、穴道來治療。

據中醫學上的說法，人體共有二十六條經絡，六百五十個穴道。針灸就是在穴道上扎針刺激，沿經絡達到五臟六腑，使內臟器官機能活躍，預防疾病、增進健康。

指壓按摩法的原理近似針灸，也是在相關穴道上施以物理刺激，只是將針與艾草換成手指，藉各種治療技巧引起生理機能變化，調節生理變化現象，使血液流暢，疼痛、麻痺症狀消失。

上了年紀的老人家身體機能日漸遲緩，容易腰痠背痛，或是肩膀痠痛、手不能舉高（五十肩），只要施以指壓按摩法，立刻能獲得紓解痠痛的效果；長期治療能舒筋活絡，血氣通暢，治癒患部，恢復健康。

同樣都是在穴道處進行物理治療，針灸用針，刮痧用刮痧板，而指壓按摩只

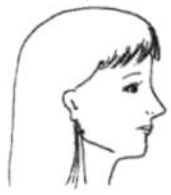

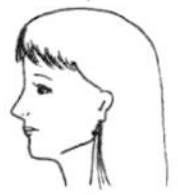

需以手指的巧勁，即可消除病痛恢復健康。這種簡單易行效果良好的療法，可以自行治療，也可以請人協助。只是指壓部位正確，很快就能收到效果，值得一試！

三叉神經痛

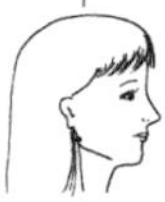

萬能醫師：

最近我爸的臉部經常會有不明原因的抽痛現象，有時還會出現半邊臉麻痹的現象。我聽說這是「三叉神經」引起的，要帶他去檢查，他怕人家笑他有「神經病」，怎麼樣也不肯上醫院。看他痛苦的強忍著，實在不忍心。萬能醫生，我該怎麼辦才好呢？

萬能醫師・萬事ＯＫ

其實沒有任何一種症狀、症病是不明原因的，只是因爲我們不是專業醫生，無法做出正確判斷，施以適當治療而已。前面所提到的臉部抽痛、麻痺，很明顯是臉部知覺神經異常的現象。臉部知覺神經又稱三叉神經，共有三條；第一條神經線在額頭；第二條神經線位於眼睛下方至上顎間；第三條神經線在下顎一帶。

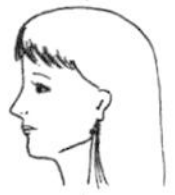

只要這三條神經出現痙攣、麻痹時，臉部就會扭曲，非常痛苦，必須施以適當的治療。

三條神經線位於不同部位，所以指壓按摩的穴道也不同。第二條神經線抽痛時，可以在眼睛瞳孔正下方約兩公分左右的「四白」穴上施以指壓，疼痛立即紓解。第三條神經線疼痛時，沿著頰骨橫方向向下尋找頰骨的中央部位，也就是「下關」穴所在，以及頰骨上的「客主人」穴；壓迫這兩穴道時，會有些微疼痛並舒服的感覺，對於第三條神經線疼痛的治療很有效。

有些人第三條神經線痛時，會誤以爲是牙痛，這時試著在嘴巴兩側、下顎陷進去的「大迎」穴上及頰側的「頰車」穴上按壓，就能有效紓解三叉神經痙攣引起的疼痛。或許一開始時，這些穴道不易尋找，沒關係，只要在疼痛部位附近，慢慢按摩尋找壓迫時既疼痛又舒服的地方，就能找到穴道所在了。

另外要特別提醒您，罹患神經痛的人，最好採淋浴方式洗澡，盡量不要盆浴。因爲罹患神經痛的人，在沐浴時雖能減輕疼痛，但洗完澡後，體溫降低時，神經疼痛會加劇，反而更難受。罹患各種神經痛的人，應牢記這點才不會多受罪。

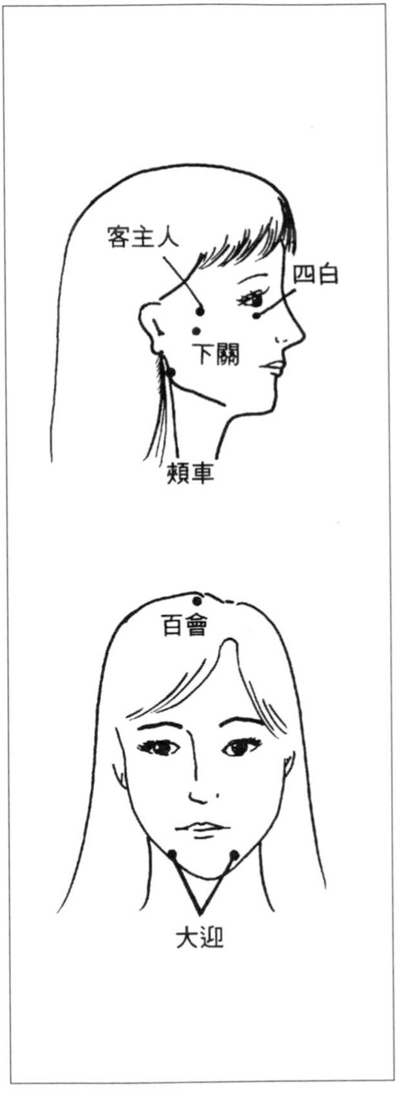

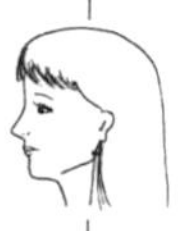

動脈硬化

萬能醫師：

人家說上了年紀的人會動脈硬化，什麼是「動脈硬化」啊？是不是每個人都會這樣？有什麼方法可以預防治療嗎？我要怎麼才知道自己是不是已經患了這種毛病呢？還有，我家那口子一向愛吃肥肉，現在牙齒不靈光了，貪吃的習慣仍不改，兒子勸他上了年紀該吃清淡點，他也聽不進去。醫生，這種習慣會不會影響身體健康呢？

萬能醫師・萬事ＯＫ

隨著年齡的增長，會慢慢出現動脈硬化的症狀，引起頭暈、噁心、腦貧血、頭昏眼花及耳鳴等現象；有時還會引發神經障礙。由於動脈硬化的進行是不會停止的，所以平時應盡量少吃脂肪含量高的食物，並以植物性脂肪代替，使動脈硬

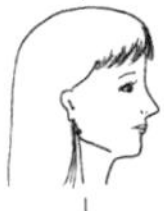

化的速度減緩，否則一旦血管硬化，將很容易引起狹心症及心肌梗塞的症狀，嚴重威脅身體健康。

預防動脈硬化，首先指壓脊椎兩側約三公分左右的部位。指壓時手指的力道要適度，遇到指壓點特別痠痛的部份，可特別加強指壓按摩，有助於消除痠痛。脊椎指壓完後接著指壓手腕及雙腳，也可以增加治療頭暈、腰痠、肩痠等的指壓按摩，可有效的緩解動脈硬化所引起的症狀。

根據專家建議，想要擁有健康的身體，最好能改變目前的飲食習慣，以有益健康的全麥、全穀（如糙米）代替加工食品，並多食用蕺菜（魚腥草）、甘藍菜等莖葉蔬菜；這種「粗食法」是目前正極力推廣的健康飲食概念，兼具營養與健康方面的考量，不論是身強力壯的年輕人，或上了年紀的老年人都可採行。

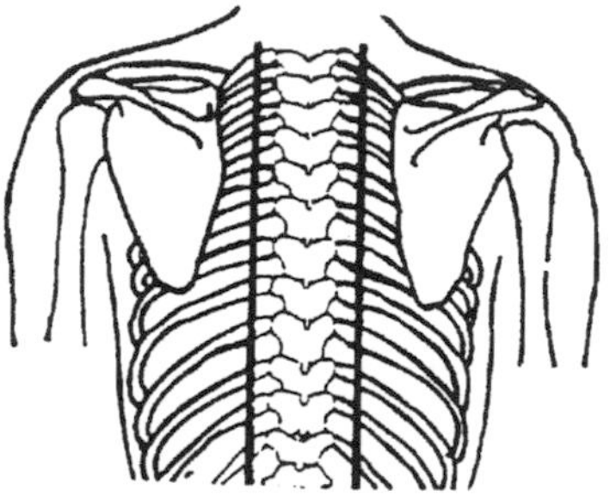

預防動脈硬化應指壓脊椎兩側三公分處的縱線部位。

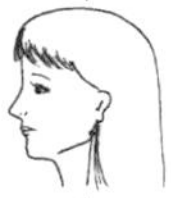

睡扭了筋

萬能醫師您好：

說起來眞是不好意思，我是個忙碌的上班族，平時也沒有什麼特別嗜好，放假時最想做的事就是在家裡睡大覺。上星期天我買了個羽毛枕，打算舒舒服服睡一覺；沒想到醒來時，發現竟然睡扭了筋，而且還挺嚴重的，脖子稍一側轉就會痛。唉！眞不知是要怪自己睡太久，還是怪那個昂貴的羽毛枕？總之，我已痛好幾天了，拜託您救救我的脖子吧！

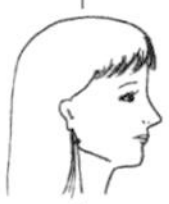

萬能醫師・萬事OK

大概每個人都曾有過睡扭了筋的經驗吧！輕微的扭傷，兩三天之後便會自然痊癒，但嚴重時兩三個星期也好不了。人一旦熟睡之後，很難要求睡姿正確，難免會有頸部壓力過大，造成筋骨和肌肉輕微挫傷的情況產生，唯一能稍微避免的

方式，大概就是選擇一個大小適中、軟硬合宜的枕頭了。

若在睡覺時扭到了筋，天柱穴下方到肩膀左右兩側的筋脈會疼痛。這時可用熱毛巾敷在痠痛部位，待毛巾冷卻後取下，用大拇指或中指揉捏脖子的筋肉；或將兩手的大拇指在天柱穴上指壓按摩後再熱敷。這樣熱敷、指壓按摩交替數次，便可達到很好的效果。

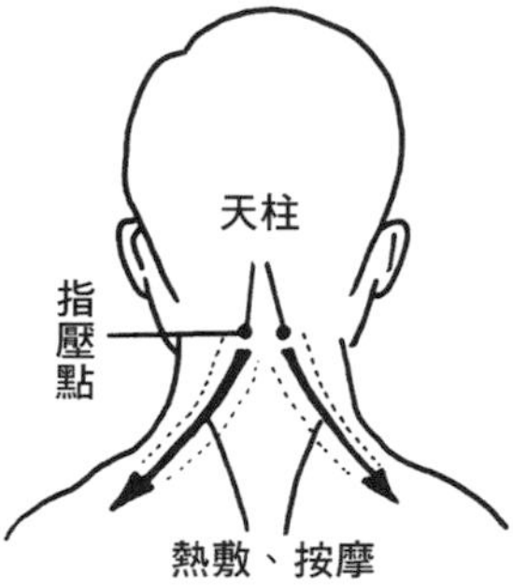

流鼻血

萬能醫師您好：

從小時候起，我就經常會無緣無故流鼻血，大部分是在睡覺時，還把床單、被單弄髒。

有一次在打球時，突然又流鼻血了，當時有好多女生在場，同學們都取笑我是看到美女的關係，從此「孟波」的外號不逕而走。據我所知，家中除了我以外，還有大姊和我有相同的情況。這種體質是否會遺傳？若不是遺傳，可能會是鼻咽癌的前兆嗎？

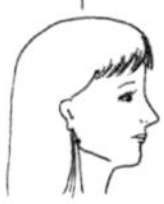

萬能醫師・萬事ＯＫ

幼年時會無緣無故流鼻血，多半是因爲體質差的關係，通常在過了青春期以後會漸漸好轉，自然痊癒。

這種原因不明的流鼻血現象，可追溯家族病史，若沒有發現前代有此病症，應該是單純的個人體質較差所引起，而非遺傳所致。通常，流鼻血常會伴隨著頭昏眼花、高血壓等症狀出現，所以只要稍感不適，就應立刻休息，並施以指壓按摩，控制流鼻血的情況發生。

在指壓時，要面朝上仰臥著，以兩手的拇指挾住鼻子，按壓兩側的指壓點；或者也可以用手刀敲打後頸部，同樣能達到很好的效果。如果血流不止，自己無法施以指壓按摩時，可以請他人協助。

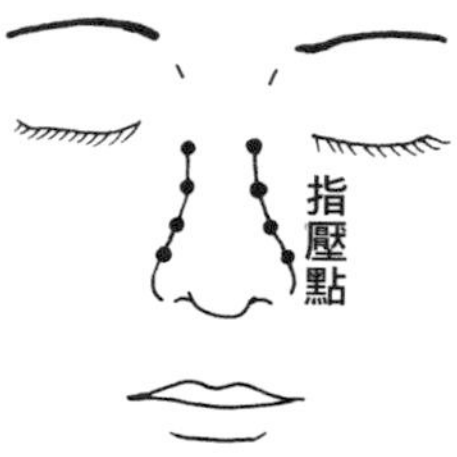

流鼻血時的指壓點。

由於流鼻血的症狀可能隨時發生，若是剛好在野外發病時，可以就地取材，

尋找艾草的葉子，將艾草葉放在鼻子的地方揉一揉，便可立即消除流鼻血的症狀。

這種流鼻血的現象多因個人體質的關係，其實可以不必太過擔心，因患鼻癌而致流鼻血的情況，是很罕見的。

五十肩

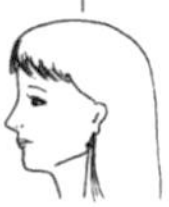

萬能醫師您好：

人家說老了不中用，大概就是像我這樣了。我今年已經五十六歲了，身體一直很好，可是最近常常有肩痛的毛病；有時候把手舉高，或是想往後迴轉都沒辦法。仔細觀察之後，也沒發現有紅腫的現象，應該不是扭傷。有人告訴我可能是風濕性關節炎；我看也不太像。醫生，依你看，究竟是什麼毛病呢？

萬能醫師・萬事OK

根據以上的症狀看來，很明顯地，這是步入五十歲以後的中年人常患的「五十肩」。五十肩和風濕性關節炎不同；風濕性關節炎會有紅腫、灼熱的現象，即使沒有運動時也會疼痛；但是，五十肩只有在抬手或向後轉時，才會疼痛，可說是一種正常的老化現象，不可當作關節炎或扭傷來處理。

五十肩大多發生在右肩或左肩，兩肩同時引起疼痛的機率較少。有時在發病一段時間後會自然痊癒，而且不會留下後遺症。但是，如果連續相當長的時間一直都沒有痊癒，恐怕會併發神經痛的疾病。所以當您發現自己有五十肩的症狀時，應立即處理。

早期的五十肩，很難在家中自行治療，必須過了最初的疼痛期之後，進入了關節固定的狀態，這時施以指壓按摩，就可早日恢復健康。按著圖示指壓肩井、肩髃、天宗三穴，可以有效治療五十肩。指壓穴道之後，可以順便按摩肩膀，由肩膀、肩胛的關節到手腕，耐心的揉揑按摩，幫功血液循環，減輕五十肩的疼痛。

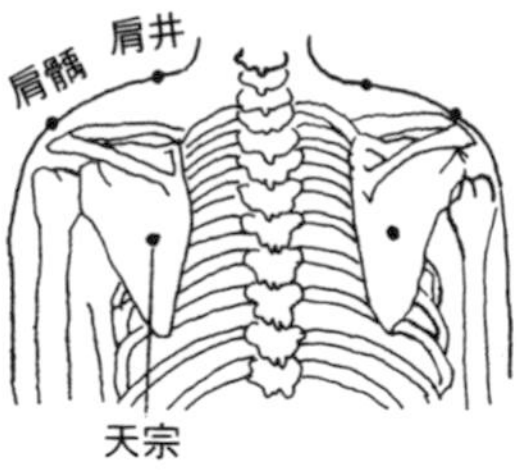

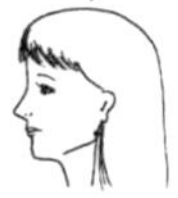

另外，由於手無法向上舉也不能向後轉，十分不方便。爲了能盡快痊癒，平時要多做手部的伸展運動，活動活動手部關節。例如扶著手肘，慢慢的將手抬高；注意動作不可太快、太急，感覺疼痛時，休息一下，再漸次加點力量。往後將手迴轉時，也要依此原則。

五十肩好比是生鏽了的關節，除了指壓按摩之外，也應該多活動關節，避免關節周圍的筋肉老化僵硬。只要確實做好指壓、按摩、運動，促進血液循環、柔化僵硬老化的筋肉，必可縮短五十肩的疼痛期，盡快恢復健康。

閃了腰

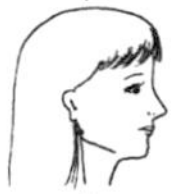

醫生，你好：

前兩天，我因爲工作的關係，在搬貨時不小心閃了腰。我也沒放在心上，隨便揉兩下，買了一塊撒隆巴斯貼上就算了。可是第二天早上醒來，發現腰部實在很痛，幾乎動彈不得。扭傷了腰和感冒不一樣，請假休息也沒用啊！而且還平白被扣全勤獎金咧。醫生，是不是有什麼簡單方便的方法可治腰痛，而且可以在家自己治療的？

萬能醫師・萬事OK

由於姿勢不當，在搬重物時閃了腰的情況，時時可見；一般人都會以爲是腰部扭傷了。

其實，會引起劇烈的疼痛，並非單純的肌肉或筋骨扭傷而已，而是因爲在腰

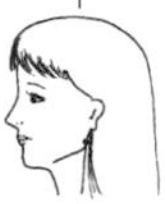

椎骨頭間的軟骨，由於受到重壓而突出，在坐骨神經的根部，因觸壓而產生劇烈的疼痛，這就是所謂的「椎間板突出症」。

治療椎間板突出引起的腰痛，在疼痛部位指壓按摩效果不大，這時就需借助特別的「灸療法」。

首先，讓患者俯臥，並在腰椎疼痛的部位輕輕施力，尋找最痛點，這些疼痛點，大都靠近腰椎，很容易找到。

找到疼痛點之後，在上面敷上一顆約半顆米粒般大小的艾草；艾草要捏成小金字塔狀，這樣，艾草燃燒時就不會太過灼熱。第一次點燃的艾草很快燒完留下灰燼，可將灰燼壓平，然後再重新點上新的艾草。通常腰部劇痛的患者，早晚治療一次，每次點火加溫十次左右，即可達到治療效果。這種在皮膚上直接燃艾草的方法，即是所謂的「灸」。

為了預防閃了的腰再度復發，提醒您在搬取重物或撿拾東西時，應盡量採取蹲姿，而不要直接彎腰，這樣才能避免腰痛復發，並減輕身體承受的壓力。

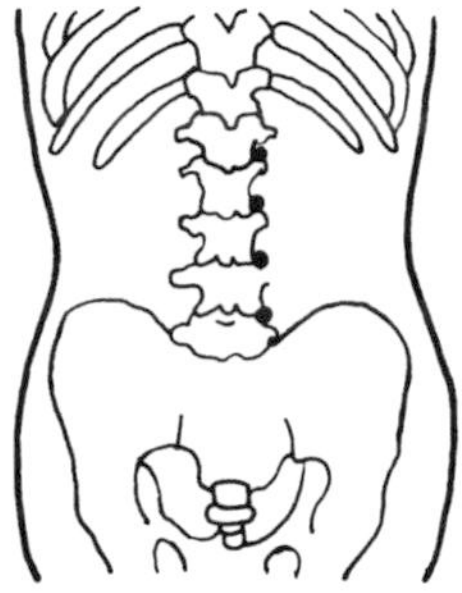

容易閃到腰而疼痛的部位。

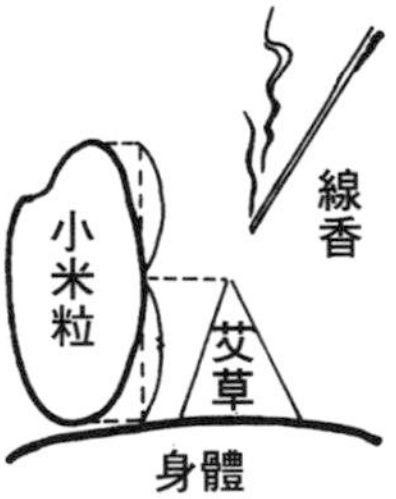

「灸療法」

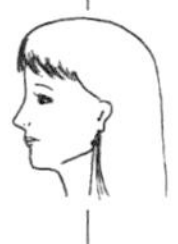

胃痙攣

萬能醫師您好：

我是一個記者，工作時分秒必爭；跑社會新聞時，簡直只能以衝鋒陷陣、緊張萬分來形容。既然工作性質如此，久了也就習慣了，可是不能習慣的是每次一緊張就胃痙攣；輕微時還可以忍一忍，一旦嚴重起來，有時會持續好幾個小時，影響工作情緒和工作效率。請問指壓按摩可以改善胃痙攣的現象嗎？應該如何自我治療？

萬能醫師・萬事ＯＫ

引起胃痙攣的原因有很多種，包括胃潰瘍、十二指腸潰瘍、食物中毒、消化不良，或者是因爲心情緊張的緣故。一般而言，會因爲緊張而引起胃痙攣的人，多少都有或輕或重的胃痛，可以先由調整飲食習慣，服用胃藥、胃乳來改善。但

是如果是因工作型態過於緊張而引起的胃痙攣，就無法由生活中確實改善，這時不妨試試指壓按摩。

膝蓋外側上方的凹陷處有一個「梁丘」穴，胃痙攣時壓迫此穴可以有效紓解疼痛。指壓時要同時按壓左右兩腳，壓五秒、放鬆三秒；再重複壓五秒、放鬆三秒，反覆指壓幾次後即可止痛。另外，面朝下俯臥時，腰背間有一個「胃俞」穴，和胃俞穴並排的還有「胃倉」穴。胃痙攣時，請人幫忙指壓這兩穴，可以有效的止住疼痛，鬆弛緊張的胃。

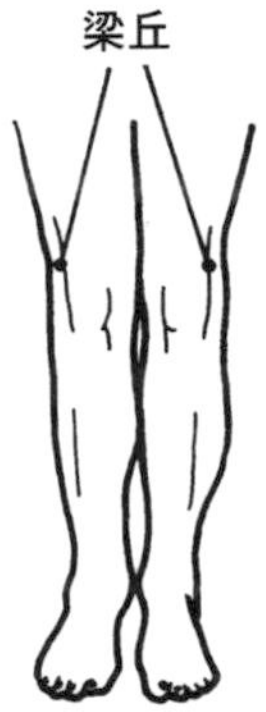

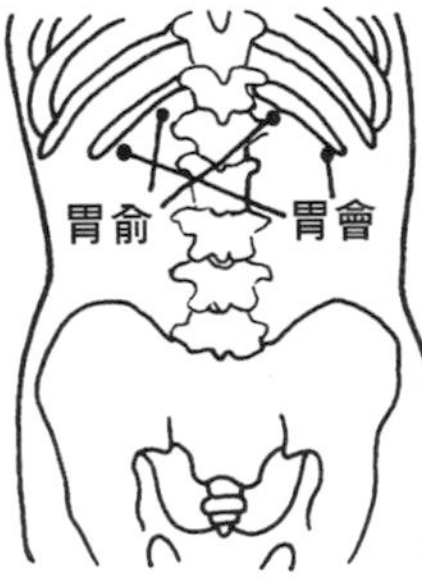

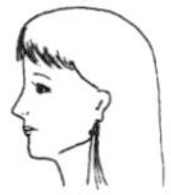

記者的工作緊張萬分，非常辛苦，罹患胃病的比例非常高，所以平時要多保重，千萬不要因爲工作犧牲了身體健康。指壓穴道能在胃痙攣時有效緩解疼痛；所以要好好記住這簡明有效的指壓法，別再忍受不必要的疼痛。

打嗝

萬能醫生：

我的胃一直很不好，不餓也會痛，飽則有脹氣的現象。而且在我餓或飽時都會打嗝，聲音之響，經常嚇住別人，很不好意思。即使緊閉著嘴，不發出聲音，可是光是那打嗝的模樣，就已經夠滑稽了。最氣人的是我那討厭的弟弟，竟給我取個「青蛙」的綽號。雖然很生氣，但也不得不承認這個綽號滿貼切的。但我可是一個如花似玉的大姑娘吔，總不能老像隻青蛙「咯——咯——咯——」的吧！我該拿我的胃怎麼辦才好呢？萬能醫生，幫幫忙想個辦法吧！

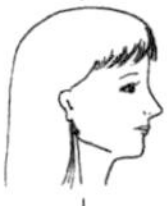

萬能醫師・萬事ＯＫ

打嗝是因爲腹部的橫膈膜痙攣所導致的現象。胃不好的人在餓了或吃飽時，都會打嗝。大部分的人偶爾打嗝，很快就會停止；但是胃不好的人，會經常打嗝

打個不停，這時就必須施以治療。

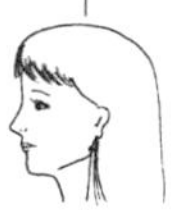

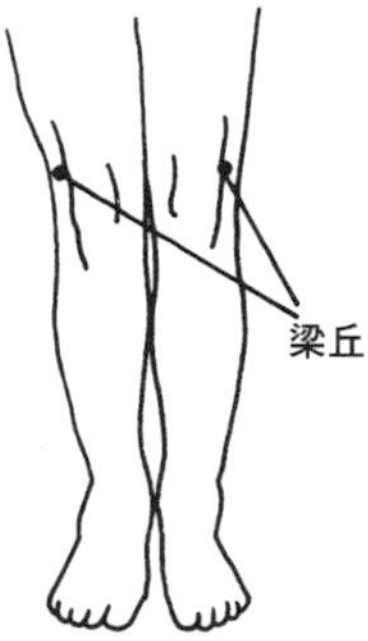

按住梁丘穴可以有效止住打嗝。

由於同樣都是胃部痙攣所引起的現象，所以打嗝的指壓穴道和胃痙攣相同，都是兩膝外上方凹陷處的「梁丘」穴。如果指壓部位正確，力道也夠的話，很快就能止住打嗝了。

除了指壓法之外，還有幾個小秘方，也有止住打嗝的效果。第一種是在打嗝時，揉捏手掌，可以自己做，也可以請他人協助按摩。第二種方法更簡單，只要閉氣屏住呼吸，連續喝下七大口的白開水，馬上就能止住打嗝。以上這幾種治療打嗝的方式，都十分簡單易行，您不妨試試。

嚴重孕吐

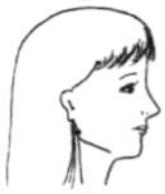

醫生您好：

我就要當媽媽了，這是我期待好久的小生命。當我知道懷孕時，眞的好高興。然而，正當沉浸在將爲人母的喜悅時，卻讓噁心、想吐的害喜現象折騰不已，嚴重的影響工作和生活。婆婆勸我乾脆辭掉工作，安心在家待產。但是我和先生兩人的收人除了支付家裡的開銷之外，還得繳房屋貸款，現在更要爲寶寶出生後的尿布、奶粉錢打算，實在不敢貿然辭職。

我想一定有什麼辦法可以幫助我撐過懷孕初期的害喜現象和不適吧？萬能醫生，您有什麼比較好的建議？

萬能醫師・萬事ＯＫ

首先，要向這位準媽媽致敬，因爲妳正肩負著上帝交付給女人的偉大使命——

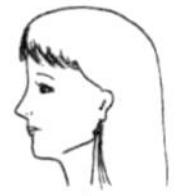

—孕育新生命。一個小生命的形成，是多麼令人高興的事！然而不少懷孕的婦女，在還沒從懷孕的欣喜中回過神來，卻馬上面臨懷孕初期的不適感。

由於體質各異，有些人懷孕生產輕輕鬆鬆；有些人卻飽嚐害喜的痛苦。最明顯的現象是食欲不振，吞到某些食物就噁心，聞到味道就想吐，平日的飲食習慣大大的改變；不僅準媽媽受累，準爸爸爲了體貼老婆，也非常辛苦。

其實，治療孕吐症並沒有直接有效的方法，而且也不適於用手觸壓腹部、肩部，因爲會有流產的危險。所以只能在頭頂的百會、前頂，頸部的天柱、風池及肩胛骨中的穴道，膝蓋外側的足三里等穴，施以指壓治療，紓解身體的不適。平時多抽點時間按摩頭部、兩手、兩腳，使神經能得到鬆弛，放鬆心情、盡量休息。

另外，薑也是很好的藥方。以鮮薑汁一匙加甘蔗汁一杯調勻後加熱溫服；或用鮮薑三十克、白糖三十克與水煎服，都能達到治療孕吐的止嘔作用。嚴重孕吐的準媽媽們，多準備一些生薑吧！

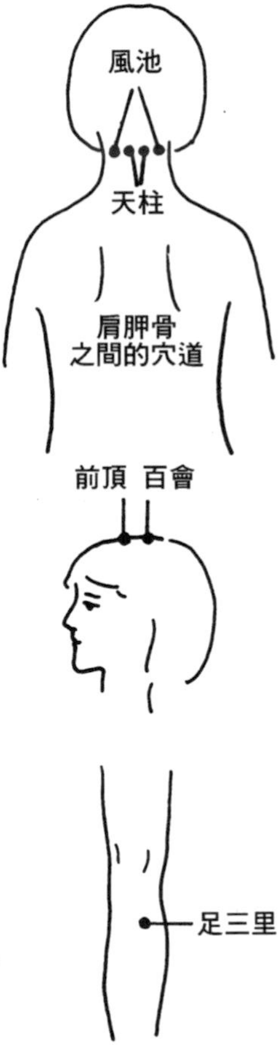

孕吐的吐療點

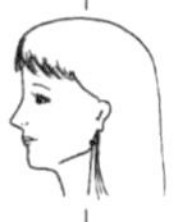

鼻塞

醫生你好：

最近天氣多變化，尤其是一過中秋，早晚溫差大，一不小心很容易著涼。上星期，辦公室正流行感冒，小李和美華咳嗽、噴嚏聲不斷；大家正在擔心自己也會被傳染時，很不幸，我就是下一個病號。看過醫生、吃了感冒藥後，雖然不再發燒、打噴嚏了，可是鼻塞的症狀卻反而更嚴重，經常覺得呼吸困難而頭暈，不得不張著嘴呼吸，實在很難受！請問醫生，除了吃藥之外，是不是有什麼方法可以治療鼻塞，加速感冒痊癒？

萬能醫師・萬事ＯＫ

對大部分的人來說，一年當中感冒一、兩次，算是正常現象。只不過除了濾過性病毒的類型不同之外，每個人出現的感冒症狀也會不同；有些人咳得昏天暗

地，有的人鼻塞得頭暈目眩，同樣令人難受。

鼻塞症狀一直不好，感冒便不算痊癒。這時可以指壓後腦勺突出部位正下方的微凹處，也就是風池穴稍微上面一點的位置。指壓時，不必太用力，只要使點巧勁即可。另外，你可以抓緊腳的第二和第三腳趾，使勁按摩，這樣有治療暫時性鼻塞的效果。

感冒時應多喝開水，但光喝水是無法治療鼻塞的，你不妨試一試「足浴法」。將熱水倒進臉盆裡，加入一包鹽，使雙腳足踝以下全部浸在熱水中，並保持水的熱度，稍感水溫不足時，隨時添加熱水。待全身的血液循環通暢後，額頭會冒汗。擦去汗水，浸泡十分鐘後，立刻擦乾雙腳。多做幾次之後，你會發現不僅鼻塞消失，連感冒都提早痊癒了。

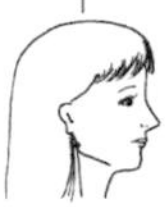

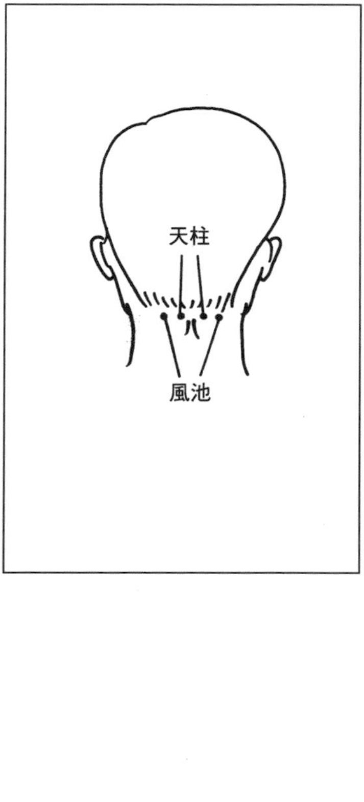
天柱
風池

鹽療法

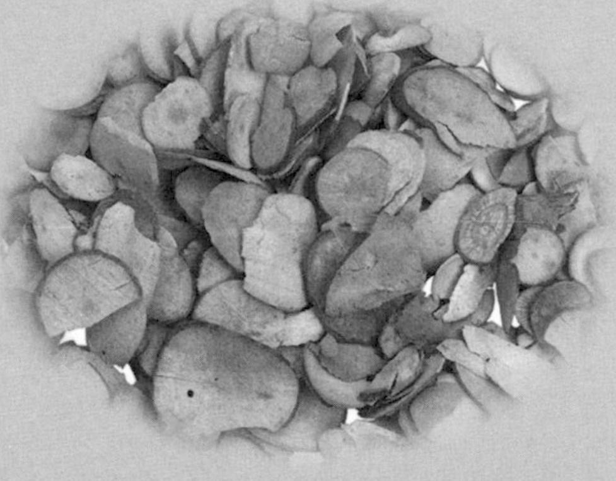

你一定有印象，小時候常看媽媽用「鹽」水來清洗水果；罹患砂眼時，醫生用生理食「鹽」水沖洗眼睛；《紅樓夢》中，賈寶玉還沒用「鹽」淨牙，就匆匆跑去黛玉那兒了；還有蛀牙時，吃了不乾淨的食物，長了膿包，外婆會叫你抹「鹽」巴……。

你是否也曾懷疑過，「鹽」究竟有何神奇之處？既可食用，又兼具清潔、消炎、殺菌的治療效果？

一般的食用鹽，也就是精製鹽，是經由離子交換樹脂膜製鹽法所製作的化學鹽，主要成分是氯化鈉結晶。即使你飲食習慣清淡，甚至不吃味精，但絕對不能不吃鹽，否則身體的電解質，將失去平衡，嚴重威脅身體健康。

雖然，食用鹽對人體相當重要，但這裡所談的「鹽療法」，指的是由海水提煉而成的「自然鹽」。

「自然鹽」除了含有氯化鈉之外，還蘊藏豐富的氯化鎂、硫酸鎂、硫酸鈣等礦物質。不僅可以食用，亦有治療效果。舉凡皮膚病、肩膀痠痛、手腳冰冷、便祕、痔瘡、牙周病……等等，都可以使用粗鹽（自然鹽）治療。

如果你在洗澡時以粗鹽（自然鹽）搓揉腹部，還能達到去除脂肪、消除贅肉的功效。

造物主的神妙，非平凡人所能臆測。一點鹽巴，竟然在食用、潔淨、保鮮、驅蟲之外，還有治療的作用。我們怎能不好好珍惜把握呢？

如果你還在懷疑「鹽療法」的實際效果，何不現在就試試，將會有意想不到的新發現喔！

消除贅肉

萬能醫師：

我是個上班族。每天坐在辦公桌前整整八個小時，幾乎沒有運動，漸漸地，發現屁股坐大了，小腹也凸起，身村完全走樣。看見電視中美容塑身廣告，實在非常吸引人。如果花點小錢可以換回窈窕，那也値得。可是又有人說，那些廣告花招都是騙人的，急速減肥不僅傷身，而且減去的脂肪還是會很快回到身上。唉！望著鏡中變形的身材，眞叫人苦惱！

無意中，看到某雜誌介紹一種自然的「鹽療法」，據說有消除贅肉的效果，而且還不必花什麼錢。醫生，眞的有這種便宜的好事嗎？用鹽巴在小腹上塗抹會不會有副作用啊？要不要注意些什麼？

萬能醫師・萬事ＯＫ

現代的人吃得越來越好，但運動量卻越來越少，導致滿街小胖子、大胖子不斷增加。大唱「滿街都是肥胖的朋友嗎」？其實，在現代社會中，「能吃就是福」的觀念早已不適用。醫生與營養專家，不斷倡導「肥胖也是一種病」的觀念，期望能減低各種因肥胖而引發的疾病發生率。然而，美食當前，又有多少人能拒絕誘惑呢？

現在，不論你是無法忌口、缺乏運動，還是中年發福，只要有恆心，就不必再爲變形走樣的身材苦惱了。首先以自然鹽塗抹在腹部、腰圍，仔細的擰出贅肉，慢慢搓揉；接著塗抹足部，最後是手部及背部。至於臉部只需輕輕按摩即可，太用力會有刺痛感，並傷及臉部細緻的皮膚，產生反效果。以鹽療法塗抹全身仔細搓揉的過程，大約只花費十分鐘，不可因要快速達到效果而進行過久，這點要特別注意。

鹽療法看似簡單，卻能在短短兩個月內減去四公斤的體重，連腹部的贅肉，也變得纖細結實了。想要擁有窈窕身材的你，請記住！現在不是「唐朝」，你當然擁有丟掉胖褲子的權利！你，還在等什麼？

治療頭皮屑

醫生：

我自認是個溫柔美麗的女孩，心中最崇拜的偶像就是「劉德華」，所以我一心想要成爲像劉德華喜歡的女孩那樣，擁有溫柔的大眼睛和一頭烏黑亮麗的長髮。可是留了三年的長髮，卻是我長久以來的困擾；那可惡的罪魁禍首就是——頭皮屑。

爲了對付頭皮屑，這幾年來不知試了多少方法，無奈的是，使用「去頭皮屑」配方的洗髮精，會使頭髮粗乾、易打結；上美容院護髮又太花錢，效果也有限；醋、檸檬、蛋黃……等等方法，也都試過了，結果頑強的頭皮屑只是證明所有努力都是白忙一場。

如果有一天，當心目中的白馬王子出現時，可惡的頭皮屑還沒治好，一定會讓他留下邋遢的印象，那不是叫人遺憾終生嗎？

萬能醫師・萬事ＯＫ

片片雪花飄落大地是件浪漫的事。可是當雪花換成頭皮屑時，大概就只剩懊惱了。尤其是愛美又情竇初開的小女生，一旦出現頭皮屑，哪能任由「雪花」片片?!早就四處打聽對付頭皮屑的秘方了。可是卻沒有幾人能在這場頭皮屑的對抗中獲勝。

為什麼呢？那是因為她們在對抗頭皮屑時，不知運用兵法中——知己知彼，百戰百勝的道理。

所謂「知己知彼」，意思是要先了解頭皮屑形成的原因，再針對這原因治療，才能戰無不勝，攻無不克，消弭頭皮屑於彈指間。

一般而言，頭部皮脂應算是頭部皮膚新陳代謝正常的證明。因為汗腺密集的頭部，有大量的皮脂，這些皮脂是老化、不潔的皮下脂肪溶於汗水中後，排出體外的分泌物；它能幫助皮膚細胞順利呼吸，使功能正常，維護身體健康。然而，或許因為長期使用化學成分的洗髮用品的結果，造成處理體內不必要物質的汗

腺、皮脂腺機能衰退。一旦汗腺、皮脂腺阻塞，就很容易出現頭皮屑了。另外，也有人認爲頭部無法排除的脂肪，會由頭頂移至臉、頸尋找出口，造成面皰、眼皮浮腫、雙下巴等現象產生。果真如此，恢復頭部的正常排汗功能，就顯得非常必要。

用來調味的食鹽是以氯化鈉爲主的化學鹽；而用來清洗的，則是含有氯化鈣等礦物質的自然鹽，有助於恢復身體的排汗功能。在洗頭時，先將頭髮濕潤後徹底搓揉按摩，接著在整個頭部撒上約一茶匙量的鹽，輕輕按摩，使鹽結晶溶解在頭皮中。沖淨後，再將鹽粒抹在頭髮上，停留一分鐘後，以熱水將沒有溶解的鹽粒、皮脂及汗液一起沖乾淨。最後一道手續是以冷水再沖洗一次，使剛才張開鬆弛的毛孔收縮。

使用自然鹽洗頭後，盡量避免使用吹風機吹乾頭髮，盡可能採自然風乾的方式，較不會傷害頭皮及髮質。另外，有兩點要特別注意的是：

一、整個清洗過程最好在兩分鐘內結束，才不會因鹽分長時間停留在頭皮上，而引起刺痛感。

二、在使用自然鹽的初期，囤積已久的皮脂會有大掃除的現象，不斷地滲出皮脂，這種情況會隨著持續以自然鹽治療而改善，不必擔心。

自然鹽洗頭，不但能治療頭皮屑，還能改善頭髮脫落及白頭髮的老化現象，使頭髮變得柔細光澤，可說是一種經濟有效的頭皮屑治療法。

去雞眼

萬能醫師您好：

我的工作必須長時間站立，習慣之後也不覺太辛苦。可是最近不知道是因爲站姿不良，還是鞋子不合腳，腳底竟長了好多個雞眼，不管工作或走路時都會痛。藥房老闆推荐一種專門貼雞眼的貼布，說能治療雞眼減輕疼痛，可是幾個月下來，不但沒有效，而且還多長了好幾個。有時早上趕公車上班，走得比較急時，腳底的雞眼眞是又痛又難受，我眞恨不得拿刀子將雞眼挖去。最誇張的是我阿公，拿了線香說用香炙後，雞眼就會消除，眞讓人哭笑不得！

醫生，到底該採取什麼方式，才能有效去除雞眼？

萬能醫師・萬事ＯＫ

許多人長了雞眼，總會暗忖大概是運動過度，或鞋子不適所引起的，儘管會

疼痛不適，但多半不以爲意，卻不知雞眼的產生，乃是內臟機能異常的警訊。經絡與內臟等身體健康狀態是否正常，都可由腳底的肌肉痠痛或壓痛得知。所以去除雞眼不光只是解除疼痛，也有治療身體異常的作用。

採用鹽療法治療腳底的雞眼，正是一種兼具去除雞眼、治療內臟異常的治療方式。只要在雞眼處塗上自然鹽，用手仔細按摩，不僅促進足部及手部的血液循環，還能刺激腳底的穴道。如此一來，即能藉著按摩腳底反射區病變（即雞眼）的同時，達到治療內臟異常的效果。這樣持續按摩三分鐘，兩、三個月後，雞眼就會變軟，漸漸消去，恢復原有的光滑平順。

其實，雞眼不論是長在腳底或手指，它的形成與不易去除的原因，都與內臟機能異常有關，所以用刀子切除或用線香灼燙，過不了多久，還是會再長出來。唯有以鹽療法按摩治療，才能一勞永逸，徹底根治雞眼，恢復身體機能的健康。

凍瘡

萬能醫生：

我從國中開始，每到冬天，手腳都會凍傷，尤其是腳趾凍瘡更嚴重。天氣冷時，手腳都凍僵了，這時倒還不會不舒服；一旦天氣開始轉暖或血液循環通暢時，就會開始痛癢，好像身上有幾萬隻螞蟻啃噬般，叫人無法忍受。當醫生告訴我，這種症狀是因末梢血液循環不良所引起的凍瘡時，曾開給我一瓶藥膏塗抹在患部；但只能略微減輕痛癢，而且油油膩膩的感覺也不好受。這幾年下來，我已經能習慣冬天的凍瘡，只期望凍瘡的數量能減少到個位數以下，我就很高興了。只是，不禁要問，我眞的必須忍受凍瘡一輩子嗎？

萬能醫師‧萬事ＯＫ

以台灣四季如春的氣候而言，想得凍瘡，還眞不是件容易的事。然而，還是

有不少人因先天體質較弱，血液循環較差，一到冬天就會凍傷。這種因體內神經末梢血液循環不良而引起的病症，靠塗抹藥膏，只能暫時緩解痛癢，根本之道還是應由改變體質、強壯身體做起。

凍瘡在一開始形成時，由於不會痛癢，所以不易察覺，等到感覺痛癢時，已不知冒出幾個了。這時，除了塗抹油性藥膏、加強保暖之外，建議你在洗澡時以鹽療法治療。只要在每天洗澡時以鹽塗抹在手部及腳部，仔細按摩搓揉；趾縫間易患凍瘡處，應視爲凍瘡重點仔細搓揉，然後再以熱水沖洗乾淨即可。如果每天都能在洗澡時進行鹽療，一段時日後，你會發現凍瘡的症狀不再加重，血液循環不通暢的現象也有效的改善了。

對於凍瘡患者最中肯的建議還是多運動。運動能徹底改善體質，強健體魄，鹽療、按摩都只是被動性治療，今年的凍瘡治好了，明天仍會再生凍瘡。如果你不想一輩子忍受凍瘡之苦，勤於運動吧！身體若強健，血液循環自然通暢，當然不會再有凍瘡了。

腹痛

醫生：

昨天夜裡睡到半夜時，突然腹部絞痛；當時除了抱著肚子在床上打滾之外，別無他法。等到絞痛過去後，只有少量腹瀉及大量廢氣排出。依我判斷，應該不是吃壞肚子，可能是洗完澡後穿著單薄睡衣，睡覺時又吹冷氣沒蓋被子引起的。

記得小時候，只要一受寒，媽媽就會買桔餅與薑片炒麻油給我們吃；雖然不好吃，卻很有效。現在，桔餅已經很難買到了。聽說有一種「鹽療法」也能有效治療因受寒引起的腹痛。請問，應該如何治療呢？

萬能醫師・萬事ＯＫ

體質孱弱、胃腸功能不佳的人，只要腹部一受寒，便會立即疼痛、腹瀉，只要以鹽溫布包熱敷，很快就能消除腹痛。

以鹽療法熱敷的方式很簡單。首先，將鹽在鍋中熱炒，待水分蒸發後，倒進棉布袋，或用多層的紗布包裹，然後在仰臥時，將鹽溫布包置於腹部疼痛部位。炒熱的鹽，熱度會漸漸傳進腹部，緩和疼痛。如果鹽溫布包溫度太高時，可以在布包外裹上一條毛巾，這樣可以延緩溫度的冷卻，並增加熱敷時間。

引起腹部疼痛的原因很多，包括胃潰瘍、胰臟炎、盲腸炎，或飲食不當等，如果只是單純因腹部受風寒而引起的腹痛，以鹽熱敷的方式治療，非常有效。然而如果疼痛不止，有可能是其他疾病造成的疼痛，應盡早就醫，才不會延誤病情。

牙周病

萬能醫師：

您好！我想請教一個問題。我每次刷牙時都會流血，而且用冷水漱口時，牙齒也會痠痛，尤其是夏天吃冰或喝冰水更嚴重，不知是什麼原因？還有，吃蘋果、梨子或芭樂時，偶爾也會有流血的現象，不知道要不要緊？需不需要看牙醫呢？

萬能醫師．萬事ＯＫ

很明顯地，刷牙流血，喝冰水牙齒會痠痛，甚至吃水果時有流血現象，這正是牙周病初期的症狀。想要治療牙周病不難，但首先必須先了解牙周病形成的原因。

牙齒生長在牙齦間，在牙齒與牙齦間有些微空隙稱牙肉溝；而牙齒與牙齒間

的縫隙也有牙肉。平時若不注重個人衛生習慣，或刷牙時太過草率，吃下去的食物殘屑便會囤積在牙縫間，形成牙垢。牙垢經常累積，最後形成牙結石。牙垢與牙結石停留在牙齒表面，會慢慢推擠牙肉及牙齦，這時口腔內的細菌聚集並侵蝕牙根，容易引起口臭；如果繼續放任不管，牙齒會慢慢鬆動，最後不只是痠軟、出血而已，恐怕也難逃拔牙的命運了。

如果你的牙周病還不太嚴重，其實可以先試試鹽療法。由於自然鹽有加強牙齒吸收鈣的功能，並且有極強的殺菌力，可以幫助牙齒更堅固，又能消除口臭。最重要的是用自然鹽刷牙，能促進牙齦的血液循環，改善初期牙周病的症狀。

該如何用自然鹽刷牙呢？其實很簡單，只要將牙膏換成自然鹽，然後按照正確方式刷牙。也就是以四十五度角的方式由上往下、由下往上刷動。專家建議除了三餐飯後立刻刷牙之外，最好每顆牙齒都能仔細刷三十次以上，這樣才能在清潔牙齒時，收到按摩牙齦之效。

以自然鹽刷牙，剛開始時，會有稍微嚴重的出血現象，只要耐心的持續治療，大約一星期後，牙齦便會變得緊密結實，不再出血，因牙周病引起的口臭也

會消失。一至兩個月後，牙齦會恢復原來健康的粉紅色，牙周病就算根治了。不過牙周病治好後，仍應保持良好的口腔衛生習慣，遏止牙周病再次復發，才能眞正擁有健康漂亮的「美貝」。

除眼垢

萬能醫生：

我的近視度數滿深的，平時都戴隱形眼鏡上班。但是每次上眼科時，醫師都會提醒我盡量少戴隱形眼鏡，比較不會傷害眼睛。最近我發現，早晨醒來時眼睛周圍會殘留許多眼垢，而且眼睛也比較容易乾澀疲勞，媽媽說這一定是因爲火氣大的緣故，可是我擔心這種現象是因爲常戴隱形眼鏡引起的。如果眞是這樣，我該怎麼辦？

萬能醫師・萬事ＯＫ

如果只是單純的眼垢較多，並沒有其他嚴重的症狀，應該不至於有什麼大問題，只要施以「鹽療法」，用鹽水洗眼睛，很快的就能改善眼垢的困擾了。

首先，臉盆加滿水後，倒入四匙左右的自然鹽，慢慢攪動讓鹽溶化，然後將

臉浸入水中。然後將鹽水倒掉，再換一盆清水，同樣將臉浸泡在水中，把剛才的鹽水洗乾淨。鹽水洗眼只要每天早、晚各做一次即可；一個月之後，眼垢幾乎全無，眼睛乾澀易疲勞的現象也會好轉許多。爲了避免眼垢再生，你應繼續實施鹽療法一段時間，直到眼垢眞正消除，不再出現爲止。

眼睛是靈魂之窗，要好好保養，平時看書、看電視，應保持適當距離，每半小時或一小時要閉上眼睛休息一下，盡量不要熬夜。若戴隱形眼鏡時，千萬不可以揉眼睛。隱形眼鏡的清洗、保養和配戴時間也要特別注意，長時間戴隱形眼鏡和戴隱形眼鏡睡覺，最容易損及眼睛健康，不可疏忽喔！

腹瀉

萬能醫生您好：

我是兩個孩子的母親。大女兒七歲，健康活潑；小兒子五歲卻體質羸弱，尤其是胃腸功能極差，三天兩頭就腹瀉。每次看著小寶貝抱著肚子喊痛，自己又幫不上忙，心裡眞是十分著急。因此只能特別留意平日的飲食，不准他亂吃東西，還交代幼稚園老師多費心。但是小寶貝腹瀉的情況，仍無法控制，這樣下去該怎麼辦才好呢？

萬能醫師・萬事ＯＫ

對於體質羸弱、胃腸功能差的小孩而言，吃了生冷或不乾淨的食物，甚至吃多了、吃少了，都會引起腹瀉；所以心急的媽媽光是控制飲食，仍然無法控制腹瀉，的確傷透媽媽的腦筋。

如果你家也有一個動不動就拉肚子的小孩（甚至大人），不妨試試「鹽療法」。這是一種將自然鹽炒熱，熱敷在腹部，紓解腹痛，改善腹瀉的治療方式，非常有效。

首先，取一小碗自然鹽倒入熱鍋中翻炒，待鹽炒熱時，倒入毛巾布包或紗布中包好，置於腹部熱敷。如果溫度太高，可以先在腹部鋪上一條布巾，然後再將鹽布包置於布巾上，不一會兒，因瀉肚子引起的腹痛，便會漸漸消除。由於裝過炒鹽的布包很容易破裂，所以盡量不要重複使用，才能避免萬一鹽布包破裂時，熱鹽燙傷小孩。

痱子

萬能醫生：

我今年已經二十八歲了，按理說已過了青春期，應該不會再那麼容易長痘痘才對，可是不知何故，今年夏天背上卻長滿了一顆顆的痘子。剛開始時以爲是青春痘，所以洗澡時用絲瓜刷拚命刷洗，希望能將阻塞的毛孔洗淨，減輕痘痘發炎的情況。有一天，在家穿著涼快的背心看電視時，又不自覺地抓著背上的痘痘；媽媽看見了，笑我說幼時的痱子又長回來了，我才知道，原來背上一顆顆痘子不是青春痘而是痱子，難怪我怎麼治它都治不好，還因此不敢穿無袖背心哩！可是啊！醫生，滿背的痱子也是很惹人厭的，有沒有方法可以改善？

萬能醫師．萬事OK

容易長痱子的人，通常也是較容易流汗的人。即使隨著年歲增長，易流汗的

情況，仍不會有什麼改變。這種多汗的情況，很容易在背部、額頭長滿一顆顆的痱子，不小心抓破了，就會因感染而發炎。痱子和青春痘形狀雖然很像，但卻不同，所以用治療青春痘的方式治痱子，效果不大。

最好的方式是用自然鹽洗澡。洗澡時先用熱水濕潤全身，然後在易長痱子的背部、手臂塗抹自然鹽，輕輕按摩，大約三十秒後再用溫水沖洗汗液及殘留在皮膚上的鹽粒。注意別讓鹽粒長久停留在皮膚上，以免產生刺痛。最後以沖冷水來收縮毛細孔，冷卻肌膚。或者你也可以選擇「鹽水浴」的方式，在浴缸中加入熱水及自然鹽，然後在浴缸中洗個舒服的鹽水浴，這樣浸泡六、七分鐘後，你會發現皮膚因血液循環而呈現健康紅潤的色澤。

以自然鹽洗澡，不只是洗去痱子，還洗出健康，重現光滑彈性的肌膚喔！

頻尿

萬能醫師：

不知何故，最近晚上才上床睡覺就想上廁所。有時明明剛從洗手間出來，一躺下又想上廁所了。好不容易睡著時，夜裡仍會因尿急而醒來上廁所好幾次，根本無法熟睡；第二天上班的精神和工作效率就會大打折扣。這樣的情況已經連續兩個星期了，到底該怎麼辦才能改善膀胱無力的毛病呢？

萬能醫師・萬事ＯＫ

由以上的症狀判斷，夜間頻尿的原因，並非所謂的膀胱無力，眞正的導因應是壓力造成的生理現象。你可以試著回想一下，最近工作或生活上的壓力是否增加？十之八九會發現，果眞有壓力無法適當紓解的情況，以至於一到睡覺時間，就會常有想解尿的感覺，可是卻不是眞的必須上廁所。這種因壓力產生的頻尿現

象，導致夜裡睡不好，影響工作效率；如此惡性循環，頻尿現象就很難改善了。

這時你可以採取鹽療法自我治療。將熱鍋中炒熱的鹽，用布包妥，在睡前置於肚臍上方熱敷；溫熱的布包會漸漸緩和因壓力而產生的緊張情緒，不知不覺中便沉沉睡去了。

當然，光是用鹽布包熱敷還不夠，你仍然必須找出壓力造成的原因，學會放鬆情緒，這樣才能徹底解決夜間頻尿的現象，得到充分的睡眠，精神飽滿的迎接全新的一天。

腳底按摩法

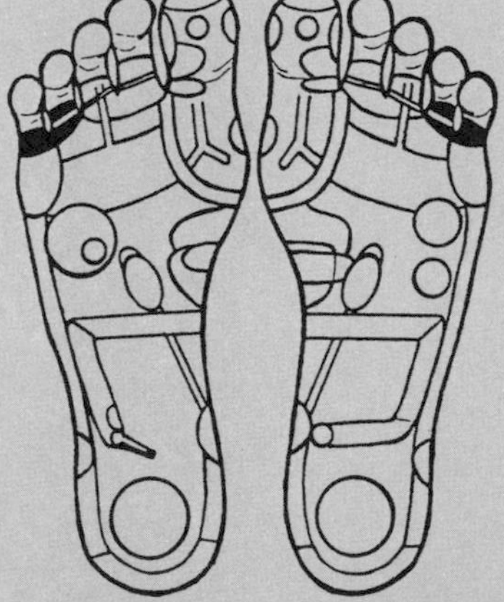

人吃五穀雜糧，難免會有病痛。特別是現代人越來越講究美食，不知不覺吃下許多高蛋白質、高熱量的食物；而平日又缺乏運動習慣，長久下來，身體健康就亮起紅燈了。

許多疾病不一定會有徵兆，一旦發病時，爲時已晚，藥石罔效，只能略盡人事。是不是可以在身體異常之初，立刻察覺及時治療，恢復健康呢？

當然可以，而且很簡單；只要採行「腳底按摩法」，無病時強化身體功能，生病了進行治療。甚至在疾病剛發生時，發揮偵測的功能，具有絕佳效果。

腳底按摩法爲什麼會有如此神效？這個疑問可由中醫理論中得知。中醫學認爲人體有許多穴道，各個穴道間有筋脈與器官相連，所以身體器官異常時，可藉穴道的按摩來強化器官功能，治癒疾病。腳底按摩的原理也是一樣，只不過是將中醫的穴道換成腳底反射區。腳底反射區是身體各部位器官的反映，只要某部位發生異常，立刻反映在腳底，這時按壓反射區，便會感到疼痛，經過不斷地按摩刺激，能去除身體不適，治療疾病，使之恢復健康。

你可以將腳底視爲人的身體，腳趾是頭部，腳趾縫是頸部，中央是腹部，腳

踝則是下腹部及骨盆腔。左右腳的反射區不太相同；右腳反射區反映右半部身體的健康狀況，左腳則反映左半部。所以必須按摩兩腳之後，才能得知全身的健康狀況。在按摩時，以拇指自然用力、放鬆的方式刺激反射區，感覺到有點痛又不會太痛的舒服感爲力道標準。一天按摩約三十分鐘，以兩週爲一療程。

剛洗完澡或吃飽時、太過疲勞、飲酒過量，都不是進行腳底按摩的最佳時間。還有腳底按摩法對於流行性感冒、肺炎、急性闌尾炎、懷孕併發症、意外事故所引起的肢體傷害、靜脈血栓等病症無效；而對於其他疾病則有紓解的治療效果。即使沒病，進行腳底按摩也可以保健強身，常保健康。腳底按摩法是個人的簡易療法，也是平時的保健之道，簡單易行，效果卓著，人人可行。

肩頸痠痛

萬能醫生您好：

我是個編輯，因爲工作性質的關係，必須每天伏案低頭寫字、看稿。近日，經常覺得肩頸痠痛，尤其是右肩痠痛更嚴重；可是礙於工作的緣故，並不能得到充分的休息。和同事閒聊時談起，方知肩頸痠痛的不只我一人，只好自我解嘲，人家是五十肩，我們編輯卻是「二十肩」、「三十肩」！看來肩頸痠痛也成了我們的職業病了。請教醫生，除了揉揉捏捏、擦萬金油、貼撒隆巴斯之外，應該還有其他方法可以改善肩痠吧！

萬能醫師・萬事ＯＫ

肩頸痠痛嚴格說來不是疾病，而是一種症狀；通常是因爲姿勢不良、肌肉疲勞，或肩部血液循環不良所引起的。身體長時間持續向前彎曲，或必須經常寫字

的人，特別容易引起肩頸痠痛。「編輯」就是典型的一種。

治療肩頸痠痛的有效方法是刺激腳底反射帶，也就是腳底按摩法。這是運用身體各部位經絡相通的原理而衍生的治療法，可以在家自行治療。如果將腳掌視爲人的身體，那麼頸部、肩部的反射帶，恰好相當於人體的頸部、肩部的僧帽肌部位。找到正確的反射區後，可以用拇指指腹或食指的第二關節按壓刺激，將會得到很好的效果。如果你家中正好有按摩踏板，或是鵝卵石鋪成的健康步道，也

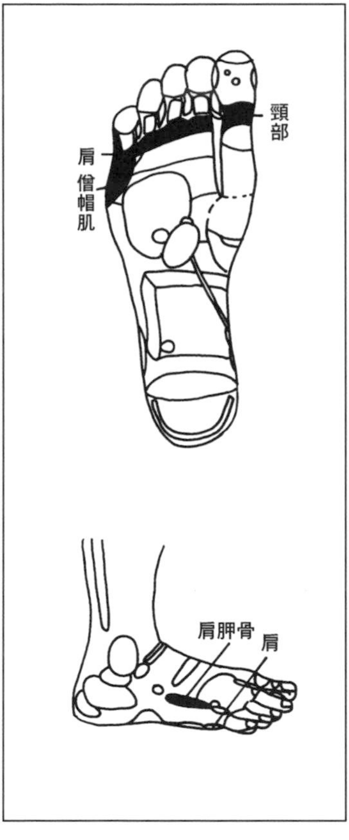

可以以此取代手指，效果亦佳。揉鬆腳底按摩反射區之後，別忘了再揉捏、旋轉腳趾，同樣也有緩和肩痠的功效。肩頸痠痛特別嚴重的人，做完腳底按摩，還可以增加肩井穴的按摩。肩井穴位於後頸根部與肩膀連接線中間，按摩此穴，有助於放鬆肩部緊張的肌肉，消除肩部痠痛。

由於肩頸痠痛是長時間姿勢不良所致，所以平時應留意避免長久維持相同姿勢，並多做伸展運動。不妨利用工作空檔，交疊雙手向上伸展、向前伸展，盡量伸至不能伸展或感到痠痛爲止；並屏住呼吸，然後慢慢放鬆、呼氣，經常反覆伸展運動，可以避免肩頸痠痛。另外，伏地挺身能增加手指與肩膀的力量，對於肩痠同樣有效，也可以試試看。治好了肩頸痠痛，整個心情也會隨著輕鬆愉快，不啻爲鎮日伏案工作或讀書的人的最佳福音。

坐骨神經痛

醫生：

俺是退休多年的老公務員，平時沒多大嗜好，就是看看書、練練字，這幾年連俺老伴都誇俺字寫得好！所以俺寫字的興致越來越好，經常一提筆非寫上三、四個鐘頭不罷休。隔壁老王說俺是「寫字發燒友」。沒辦法！年紀大啦！兒孫都在國外定居啦！只好寫字殺時間囉！可是奇怪，這兩天也不知怎麼搞的，老覺得腰部、腳部麻麻地，該不會是寫字寫太久，出了什麼毛病吧？真糟糕！

萬能醫師・萬事OK

不論是上了年紀的老人家，或是年輕小伙子，若長時間坐著，很少起來活動，都有可能罹患「坐骨神經痛」的毛病。坐骨神經順著腰部往下延伸至腳部，如果經常感到下半身麻痹疼痛，你可能已經罹患「坐骨神經痛」的毛病了。

變形性腰椎症、腰間板赫尼亞以及黃韌帶肥厚，是導致坐骨神經痛的主要原因。即使接受治療，仍有許多無法根治的病例，因此建議你採行腳底按摩的方式，希望對消除坐骨神經痛有所裨益。

由於骨盆腔的反射區遍佈在腳底、腳背、腳內外側，所以在進行腳底按摩時，這些部位的反射區都要一一按摩。如果在按摩腹腔神經叢、腰椎骶骨或骨盆腔時，感受到特別疼痛的部位，要加強按摩刺激。因爲這表示與此反射區相應的部位，正是導致坐骨神經痛的主要原因。加強按摩此處，可以透過經絡加以治療，改善痳痺疼痛的症狀，幫助你恢復健康。

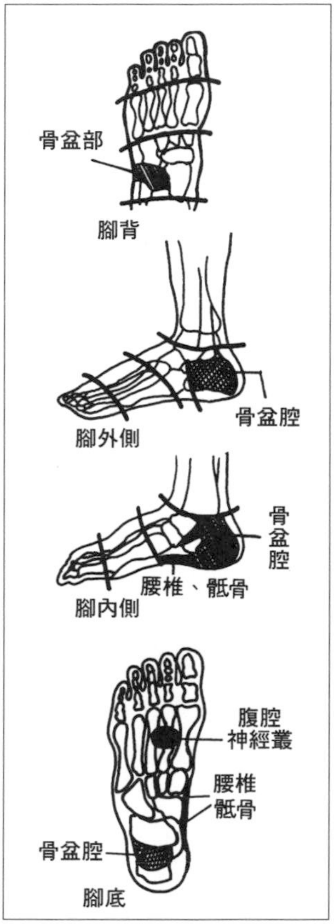

暈車暈船暈機

萬能醫師：

您好！我是某企業機構的業務經理。爲了業務需要，經常得四處奔波。最近公司的業務拓展至大陸，所以平均一至兩個月就要到上海一次。台灣海峽上空當「空中飛人」不打緊，問題就出在暈機上。原本我是不會暈機的，碰上亂流時也還鎮定，可是中國民航班機的品質實在令人擔心，每次轉機赴上海，總叫人心驚膽顫。也許是因爲緊張吧！竟然就暈機了。現在只要飛機一起飛，我就覺得人不舒服。我是個大男人，怎麼可以因怕坐飛機而耽誤公事，只好事先準備好暈機藥，然而效果有限，是不是有方法可以改善暈機的症狀呢？

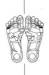

萬能醫師・萬事ＯＫ

許多人不知道，在耳朵裡有一種稱爲「迷路前庭」的器官，主導身體的平衡

感；一旦因舟車勞頓，不停晃動，導致迷路前庭器官失去平衡，引起頭暈目眩，甚至嘔吐時，就會有所謂「暈車、暈船、暈機」的現象產生。另外，也有些人是因為睡眠不足、過度疲勞或胃腸不適而引起「暈」的現象。

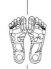

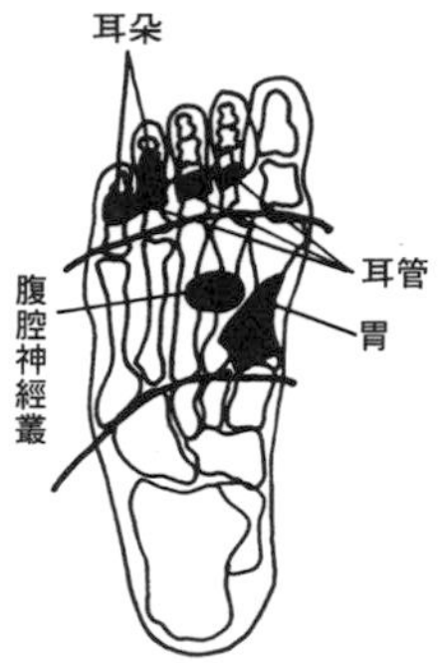

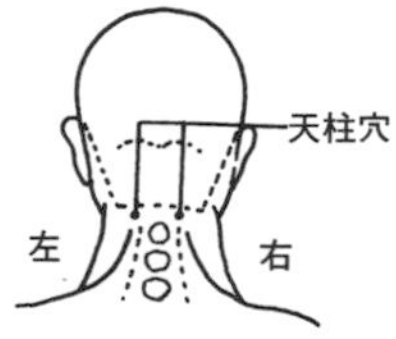

經穴

因此，如果是容易暈車、暈船、暈機的人，最好在搭乘前半小時按摩腳底，刺激胃、腹腔神經叢，和耳朵、耳管的反射區，預防並強化胃部機能，及耳朵內的平衡器官。而搭乘時，若感到暈眩頭痛，可以試著按摩後頸與僧帽肌間的天柱穴，對於紓解暈眩的不適非常有效。

肝臟病

萬能醫師：

阮是在「起厝」的啦！就是大家講的「土水師」。蓋房子雖然「眞吃力」，啊蓋了二、三十年也「慣習」了啦！平時「沒細頭」（沒工作）時，最愛找幾個「換帖」的朋友喝兩杯，「開港、開港」（聊天），心情就會輕鬆。不過，最近常常感到心頭鬱卒，人也「無啥精采」（提不起精神），阮「牽手」（老婆）叫阮去「醫生館」檢查，結果說是肝出問題啦！「眞害」咧！聽說肝病眞「壞醫」，醫師啊，「干有影」？

萬能醫師・萬事ＯＫ

一般人認爲肝臟病是很棘手的病，主要是因爲肝臟是「沉默」的器官。大部分的身體器官出了問題，都會有明顯的癥兆。例如腸胃病會感到疼痛，可從下痢

或便祕時看出；可是肝臟異常時，卻沒有明顯癥兆，多半只會感到疲勞倦怠，有鬱悶易怒的現象；有些人則會在臉上出現一些褐斑。所以，通常確定爲肝臟病時，都已經比較嚴重了，治療過程也較久。

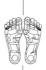

肝臟機能衰竭以後，右腳腳底的肝臟反射區會出現硬塊，指壓時也會感到疼痛。因此治療時，要經常按摩此部位，以及與肝臟相關的膽囊、胸椎、胃等反射區。膽囊反射區在右腳，胃的反射區則左右腳都有；在進行治療肝臟病的腳底按摩時，也不可忽略這些與肝臟相關的反射區。而按摩胸椎是爲了減輕肝病引起的右肩胛骨下方第七胸椎附近的疼痛，所以胸椎反射區也要仔細按摩。

生氣傷肝；有肝臟病的人，平日要保持愉快的心情，千萬不可隨便動怒。在飲食習慣上，最好重新調整，多攝取蛋白質、脂肪、碳水化合物和各種維他命，才能供給肝臟足夠的營養。並且將增加肝臟負擔的煙、酒一併戒除，平時多休息，養成正常飲食、正常生活作息，才是健康之道。

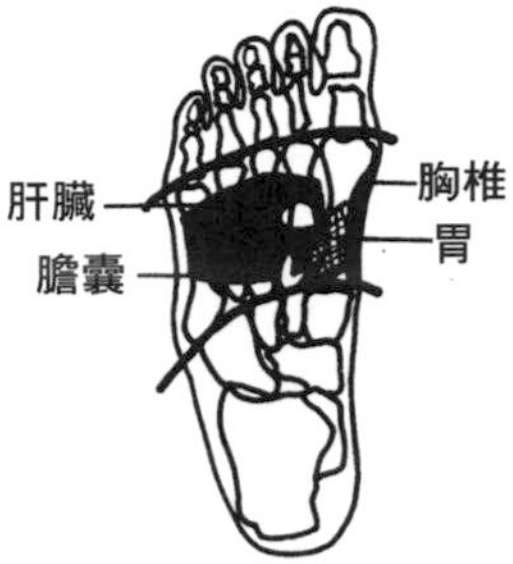
肝臟
膽囊
胸椎
胃

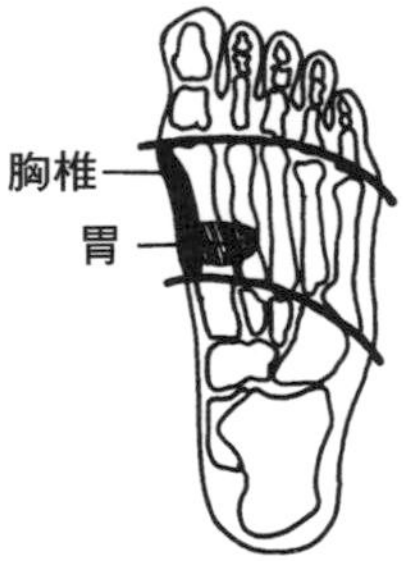
胸椎
胃

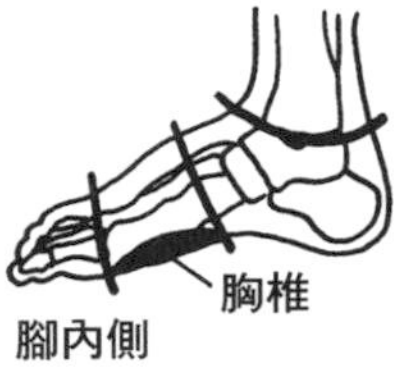
胸椎
腳內側

過敏性鼻炎

萬能醫師您好：

已經不記得從何時開始鼻子就有過敏的毛病了，打噴嚏、鼻塞、流鼻水已如影隨形地跟隨我多年；剛開始只對毛毯纖維、棉絮、灰塵過敏，而現在則是嚴重到Anything！舉凡灰塵、花粉、狗毛、貓毛、棉絮、氣味等等，任何東西都可能讓我噴嚏打個不停。平時上班或與朋友相處時，大家都很包涵體諒，但是偶爾需要出席重要場合時，噴嚏打不停，實在很不禮貌，所以希望能找個方法治療這過敏性鼻炎的毛病，從此可以擺脫打噴嚏、鼻塞的困擾。

萬能醫師・萬事OK

台灣的空氣品質越來越糟，罹患過敏性鼻炎的人數，似乎也有越來越多的趨勢。而且引起過敏的過敏源也包羅萬象，令人防不勝防，想要控制病情，也有潛

在性的困難。

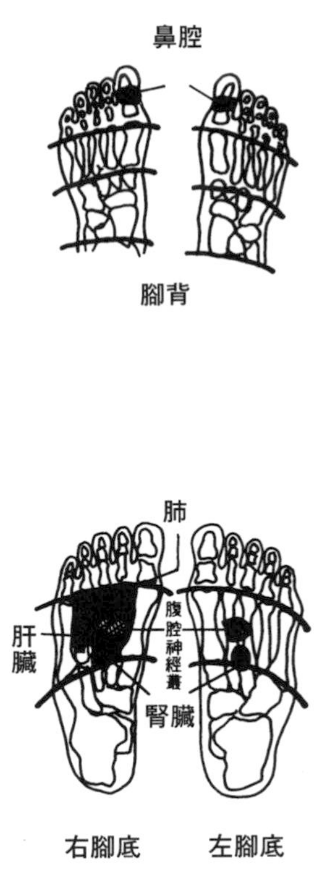

專家建議，過敏性鼻炎患者最好由改善體質方面著手，強化肺、肝、腎等器官的機能，才能有效治癒此病·，也就是說，應該按摩刺激鼻腔、肺、肝、腎，以及腹腔神經叢等反射區。

早睡早起，養成運動的習慣，身體健康之後，抵抗力自然增強，不管是多棘手的毛病，都能有效控制。

圓形脫髮症

萬能醫師：

您好！我是個高四的學生，今年聯考失敗，打算重考，所以在補習班補習；明年非得考上不可，否則就要去當兵了。雖然說重考這段時間，應該專心唸書不要分心，可是碰上這種病，實在很難不煩惱。事情是這樣的：最近突然有大量掉髮的現象；剛開始我並沒有特別留意，直到有一天坐在後面的女生告訴我，我有禿頭的現象，還指給我看。我一摸，果然有一塊如錢幣大小的地方沒有頭髮。眞糗！我是不是該用「毛盾」、「一〇一」等生髮水呢？眞傷腦筋！

萬能醫師‧萬事ＯＫ

掉頭髮是一種正常的生理現象，只要一天不超過八十根左右，通常是不需要擔心的，除非你罹患的是圓形脫髮症或是少年禿頭等現象，才需要特別治療。

引起圓形脫髮症的原因，主要是精神緊張造成的精神壓力所引起的，這些精神壓力源可能是升學、婚姻、家庭、工作等方面的問題。禿髮的部位呈圓形，面積從錢幣到雞蛋般大小的都有。採取腳底按摩方式治療時，必須按摩頭部、腎臟、副腎及睪丸四處反射區。按摩頭部反射區是爲了放鬆緊張情緒，消除頭腦疲勞，促進頭部血液循環，使新陳代謝活潑。而腎臟及副腎區，在治療前要特別仔細按摩才行，至於腳腕外側的睪丸反射區，則是爲了促進荷爾蒙分泌，使禿髮部位再生新髮。

最後要提醒您，平時應多攝取含有豐富碘質的食物，如海帶、裙帶菜、黑芝麻等。這些食物含有大量的營養，可供給頭髮所需，使頭髮健康並具有光澤和彈性。

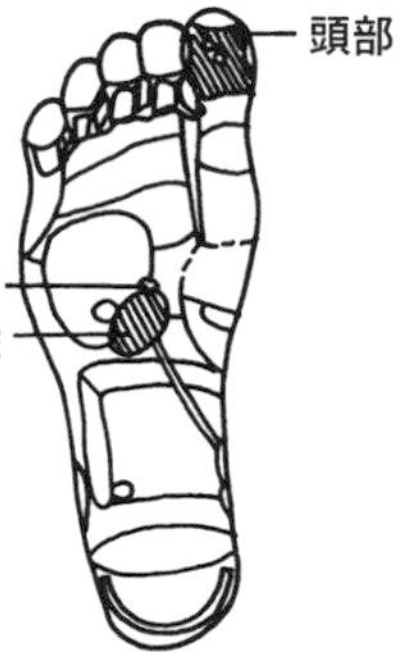
頭部
副腎
副臟

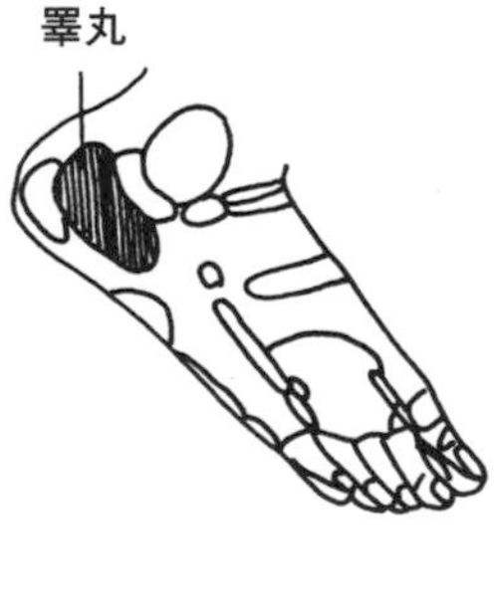
睪丸

更年期障礙

萬能醫生您好：

我是個小學老師，教了一輩子的書，不曾想過要轉行或休息，因爲我是眞的喜歡這份可以和小孩相處的工作；它讓我常保年輕的心。但是近日經常感到肩膀痠痛、火氣上升、血壓不穩、月經失調等現象，並且特別容易感到疲倦。大概是年紀到了吧！馬上要進入更年期了，再不服老不行囉！我聽說腳底按摩可以減輕更年期引起的症狀，但不知該怎麼做？請你爲我解說，謝謝！

萬能醫師・萬事ＯＫ

女性在四十五歲到五十歲間，月經停止的前後時期，稱爲更年期。更年期由於卵巢細胞減少，女性荷爾蒙分泌降低，會出現煩躁不安的現象，有些人還會有肩膀痠痛、火氣上升、血壓不穩、月經失調、注意力不集中、容易疲倦的症狀。

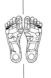

這些在更年期出現的種種症狀，統稱爲「更年期障礙」。

治療更年期障礙，必須按摩刺激頭部、頸部、骨盆腔及子宮等反射區。尤其是雙腳內外側腳踝的子宮反射區的按摩，對於治療月經失調很有效。而按摩頸部，則能緩和肩膀痠痛、血壓不穩，以及各種因自律神經失調所引起的症狀。除了施以按摩之外，腳趾和腳踝也要每天揉搓、扭轉，多加刺激。

許多面臨更年期的女性，由於內分泌和自律神經失調，情緒不穩定，脾氣無法控制，容易和丈夫、子女發生衝突，如果家人不能體諒，家庭氣氛便籠罩在低氣壓下，影響家庭和諧。所以在此要提醒更年期婦女，充分利用閒暇時間從事正當娛樂，培養多方面興趣，拓展生活圈，幫助自己度過更年期障礙。

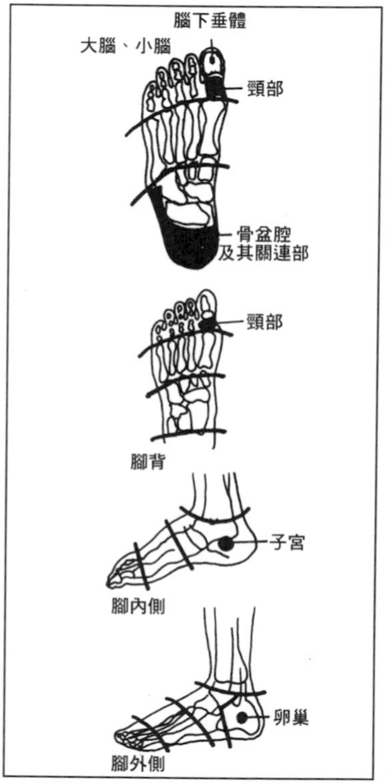

乳汁不足

醫生你好：

我現在懷第二胎，已經五個多月了。由於生第一胎時沒經驗，什麼都不懂，在護士小姐的建議下，決定親自哺乳，希望寶寶長得又快又壯，可是卻因爲乳汁分泌不足，無法完成親自哺乳的心願。現在有了第二個寶寶，爲了不再讓以前的情況發生，從知道懷孕開始，便開始吃各種據說能增加乳汁的食物，可是效果如何仍不得而知。想請問您，除了食補之外，是不是有其他方法也能增加乳汁的分泌？希望在雙管齊下後，不再重複乳汁不足的懊惱和遺憾了。

萬能醫師・萬事ＯＫ

大家都知道，母乳的營養非一般奶粉所能取代。因爲母乳具有易消化吸收的優點，而母乳中的抗體，亦能增強寶寶的抵抗力，減少罹患疾病的機會。對於母

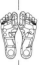

體而言，親自哺育母乳，還能減低罹患乳癌的機率，所以醫護人員一般都會建議產婦親自哺乳。

然而，並不是每位媽媽都能夠親自哺乳的。有不少婦女會因乳汁分泌不足，而不得不放棄哺育母乳的機會。乳汁分泌多寡，與乳房大小無關，所以在生產前不易得知；待產後得知乳汁不足時，遺憾和懊惱的心情就可想而知了。其實，若能夠及早採行腳底按摩法，刺激腳底反射區，產後就不會有乳汁分泌不足的困擾了。

能有效促進乳汁分泌的反射區包括上部淋巴腺、腦下垂體、甲狀腺、腎臟、副腎及胸腺等反射區；特別要加強腦下垂體的按摩，至於上部淋巴腺反射區位於趾間，如果採用拇指和食指捏起的方式按摩，效果會比較好。

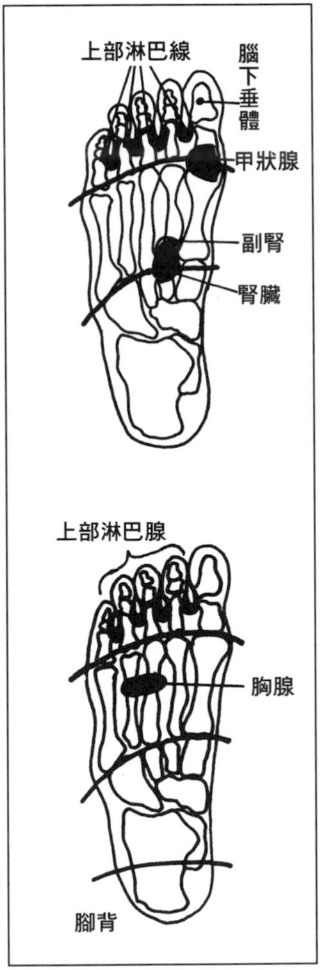
上部淋巴線
腦下垂體
甲狀腺
副腎
腎臟
上部淋巴腺
胸腺
腳背

宿醉

萬能醫師：

你好！我有一個不十分完美的老公；他睡覺時會打呼，牙膏從中間擠，擠完了也不蓋好蓋子，永遠搞不清楚自己有幾條領帶，喜歡和朋友喝兩杯，看棒球轉播時像在沙發上生根了，除非球賽結束，否則誰也別想引起他的注意力……。然而，他仍是個好丈夫。最近，爲了一筆生意，耗上許多時間精神和客戶周旋，三天兩頭應酬，每次一定喝得醉醺醺才回家。有時眞懷疑，値得爲生意如此賣命嗎？特別是前一晚喝多了，隔天宿醉還得上班，非常辛苦。身爲人妻，除了倒上一杯醒酒茶之外，我是否還能爲辛苦的老公做點什麼？

萬能醫師・萬事ＯＫ

工作上需要交際應酬的人都知道，除非一開始就堅持滴酒不沾的原則，否則

端起酒杯來，「節制」二字很難操之在己。況且，許多生意眞的是在杯觥交錯下成交的，所以只要生意談成，醉個一、兩次也值得。最麻煩的倒不是喝醉酒，而是宿醉！喝醉了只要吐乾淨就沒事了，可是宿醉時的頭痛欲裂，那才眞令人難受。

過量的酒精停留在體內，一時之間肝臟來不及處理，就會引起宿醉。這時刺激右腳底的肝臟反射區，以及周圍的胃、腎、膀胱、輸尿管等反射區，能有效紓解宿醉引起的不適。如果在喝酒前，施以腳底按摩，則有預防宿醉，強化肝功能的效果。

預防喝醉酒的方法不少，除了腳底按摩之外，還有在喝酒前先喝一瓶解酒的飲料；而且絕不在空腹時喝酒；或喝酒事前先喝一杯牛奶；更要注意的是不要同時喝多種不同種類的酒；喝大量白開水以沖淡酒精；加速酒精排出體外的時間等等。你今晚應酬嗎？想選擇哪一種預防酒醉的方式？

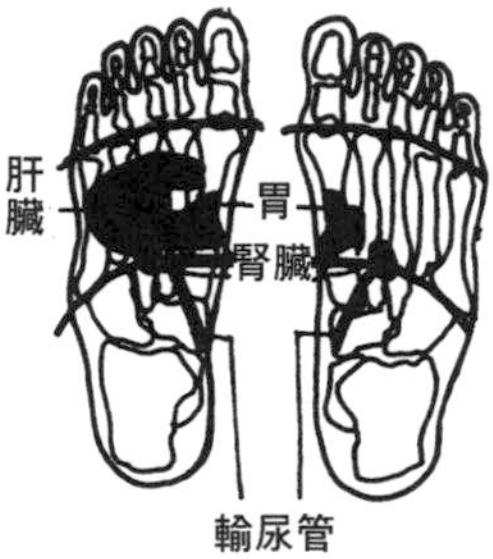

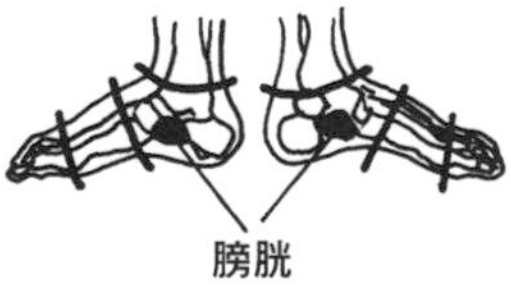

腳內側

扁桃腺炎

萬能醫師：

每到季節轉換或感冒流行時，我都會感冒。有時並沒有很嚴重，只是喉嚨腫痛、扁桃腺發炎。我聽說感冒沒有特效藥，醫生所開的藥是爲了治療及預防感冒引起的併發症，所以即使不吃藥，多喝開水，仍可由身體本身的自癒能力恢復健康。而我生平最討厭吃藥，從來就學不會吞藥丸；如果我喉嚨痛、扁桃腺發炎時，是不是也可以只喝白開水而不吃藥呢？

萬能醫師．萬事ＯＫ

每次感冒看醫生時，醫師必定會囑咐病人要多喝白開水、多休息，如果沒有吃藥，光喝白開水、盡量休息，感冒一樣會慢慢痊癒。但是喉嚨痛、扁桃腺發炎時，就必須接受治療，否則將有轉成慢性病的可能。

不願吃藥或呑藥丸有困難時，建議你採行腳底按摩法來治療。

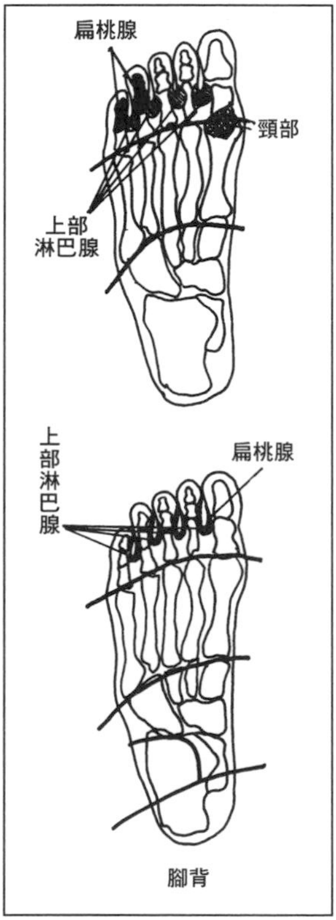

扁桃腺炎的反射區位於腳小趾和第四趾的指腹，以及拇趾和第二趾的趾縫間，先揉捏旋轉這些反射區後，再按摩頸部，揉捏上部淋巴腺。如果按摩的部位正確，喉嚨痛就會獲得紓解，扁桃腺炎也將痊癒。

季節轉換時，早晚氣溫變化大，稍不留心，便著涼了，我們總記得叮嚀家人加衣，偏忘了提醒自己多帶一件薄外套，所以感冒的人總是自己。爲了避免因感冒引起扁桃腺炎，在感冒之初，即應進行腳底按摩，否則看似小病的感冒，也有可能久久不癒。

四種食療法

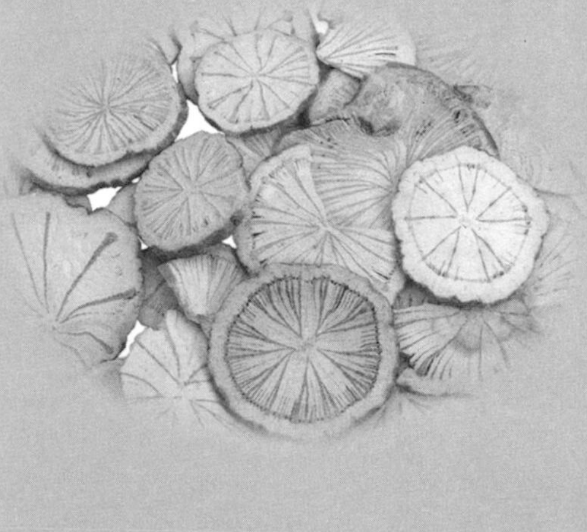

不管時代如何進步，科學如何昌明，抗生素及「特效藥」，已經無法徹底治療不斷出現的「世紀病」、「文明病」。而針對某種疾病研製的特效藥，在不具「特效」之餘，其副作用很可能再度威脅人體健康。面對無助的病患，家屬往往不忍心告知病情眞相。

然而，在疾病出現時，難道只有坐以待斃一途？

最好的藥物在食物中。無可否認的，不當的飲食的確會引起疾病；然而許多食物同樣具有治癒疾病的功效。翻閱中國歷代藥典，不論是《神農本草經》，還是《本草綱目》，如果將所有作爲藥材的食物挑出，大約可分四大類：以茶爲主、以粥爲主、以蔥薑蒜爲主及以蛋爲主的治病藥方。這些藥方，經過數千年的流傳，治癒的病歷及人數，已成天文數字，難以統計。然而，不容忽視的是，前人的智慧，經過無數人的試驗及時間的考驗，這些食物的治病能力，已不可否認。

因此，在以下四章中，分別介紹「健康茶療法」、「養生粥療法」、「蔥薑蒜療法」及「蛋療法」四種，介紹這些食物能治癒各種疑難雜症的功效。如果你

相信前人智慧的結晶，就不該懷疑食療的治病能力，如果你相信造物者的偉大，就應該相信蘊藏在自然食物中的神奇奧秘。

痔瘡

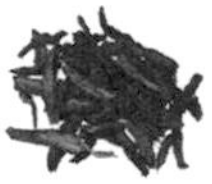

醫生：

我有一個令人難以啓齒的病症——痔瘡。我一直不敢去看醫生，實在太丟臉了，只好發揮我的「忍功」，告訴自己：「天將降大任於斯人也！」可是這招忍功，也支持不了多久，這兩天痔瘡開始有出血現象，已經到了不能再忍下去的地步了，可是我還是提不起勇氣上醫院。想想，一個年輕貌美的小姐，竟然得了痔瘡，傳揚出去，以後怎麼見人哪！萬能醫生，聽說你是萬能的，專治疑難雜症，你一定有辦法救我吧？

萬能醫師・萬事ＯＫ

痔瘡男女都有，醫生基於職業道德，不會將病人的隱私四處張揚，所以這位年輕貌美的小姐，放心吧！不必擔心能不能見人，還是操心痔瘡會不會惡化吧！

眼前看來，妳的痔瘡已經嚴重到出血現象，不趕快治療是不行的了。

首先到超市買菱角六十克，薏米三十克，如入大約六百毫升的水煮三十分鐘，再加入兩茶匙的綠茶，分三次服用。

由於菱角含豐富澱粉、蛋白質、葡萄糖、維生素B、維生素C，生吃能消暑解熱，熟食則益氣健脾；而茶葉中的茶單寧不僅能清熱解毒，還有抑制細胞癌變的作用，所以在治療痔瘡出血時，效果很好。只要每天服用一劑，以十天爲一療程，很快就能見到效果了。

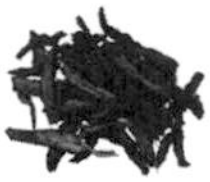

經痛

萬能醫生：

身爲女人，眞不是一件快樂的事，爲什麼這樣說呢？因爲我每次月經來潮，都會劇烈疼痛。雖然還不至於痛到休克，但每個月幾乎都要上醫院一次，止痛藥也只是暫時性的解除疼痛，實在沒多大用處。而且我最氣醫生說「結婚生孩子就會痊癒了」之類的話。雖然那是事實，可是如果我已結婚生了小孩，就不會去求診了不是嗎？唉！難道女人非得忍受這麼多不公平的折磨嗎？如果可以選擇，下輩子我要當男生，再讓那些只會說風涼話的男人嚐嚐身爲女人有多辛苦。

萬能醫師・萬事ＯＫ

我從不曾懷疑女人的偉大，因爲我的母親、女兒，包括我自己都是女人，從女人身上可以看到母親的辛苦，老婆的體貼，女兒的窩心。這世界如果少了女人

調和，剩下一大群男人，還值得活下去嗎？

至於妳的痛苦，並非是無藥可醫的絕症。以茶療法治經痛效果很好，要有信心！這帖「紅茶當歸湯」專治月經不調、經痛等症狀。在中藥店買回當歸五百克，加蜂蜜一百克煉製蜜當歸（先煮蜂蜜，再下當歸炒至不黏手即可），每次取十至十五克及兩茶匙的紅茶，加四百毫升的熱開水沖泡飲用，一劑可沖三回，每日服用一劑。

俗話說「當歸帶路」。帶的正是氣血平順、月經正常這條路；因爲當歸在子宮處於壓力狀態時，可使子宮由不規則收縮而恢復應有的規律；當子宮內無壓力時，又有抑制作用，兼具調整子宮功能，促進子宮發育的作用。

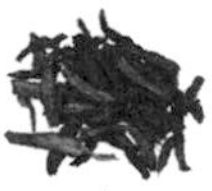

眼底出血

萬能醫師：

說起我家那個寶貝兒子，就想起我小時候，當年也像他一樣皮，活潑好動坐不住，大概就是所謂的「過動兒」吧！昨天，他大概在學校和同學打架，回家不敢說，乖乖的躲回房間寫功課。吃飯時他奶奶發現寶貝孫子眼底出血，逼問之下藉口說是打球受傷。這種謊言騙得過奶奶，可騙不過老爸；我一眼即看穿事情眞相。小男生嘛！哪個不打架，我當年打得更厲害咧！訓誡一番、禁足三天，讓他好好反省一下就夠了。不過，眼底出血可不是小事，難倒老爸了，醫生，依你看該怎麼治療才好？

萬能醫師・萬事ＯＫ

人家是「丈母娘看女婿，越看越有趣」；這位老爸是「老爸看兒子，越看越

滿意」。這年頭啊！父母難爲，小孩子越來越聰明，小小年紀儼然像個小大人，什麼都知道，自尊心又強，脾氣又倔，偏偏愛玩的心沒變，三天兩頭流血受傷不足爲奇；管教上的分寸拿捏，讓不少父母傷透腦筋。

像這個好動的小男生，不小心碰傷眼睛，還好只是輕微出血而已，不算太嚴重，可以在家進行茶療法自療。首先將番茄洗淨，用開水燙過，再將番茄搗成泥狀，與兩茶匙綠茶同置杯中，以四百毫升的熱開水沖泡，分兩次服用。這帖綠茶番茄湯有涼血止血、生津止渴的功效。食用時加少許食鹽，更有助於止血。

番茄富含多種維生素，小孩多吃增進健康，大人吃了可以降血壓。賢慧的家庭主婦，建議妳不妨在家中隨時準備這種好吃、營養，老少咸宜的水果。

子宮頸癌

萬能醫生你好：

上個月我看到電視宣導短片，鼓勵三十歲以上婦女上特約醫院做子宮頸抹片檢查。我在猶豫了幾天以後，最後鼓起勇氣去檢查，不幸的是，檢查結果證實罹患零期子宮頸癌。醫生解釋零期子宮頸癌治癒率極高，癒後情況也很好。面對此一巨變，我不知該怨歎罹患癌症的不幸，還是該慶幸自己發現得早；也不知該如何告訴家人生病的消息。我想，我還沒準備好該如何面對癌症吧！爲什麼是我呢？爲什麼找上我呢？

萬能醫師・萬事OK

消極頹喪，怨天尤人，甚至拒絕接受事實，都是初獲知得癌症患者的正常反應。然而與其消極逃避現實，不如化悲慟爲力量，勇敢面對癌症，對抗癌症！相

信自己即使患了癌症，仍能健康快樂地活下去！所以妳不該再逃避，應該爭取時間，切除癌細胞。

除了立即採取治療行動外，各種有助於抗癌的治療方式都值得一試。在茶療法中，綠茶升麻湯具有很好的抗癌效果。綠茶含有亞硝胺、茶單寧、硒，都是抑制癌細胞的天敵。升麻之萃取物，經實驗證實有百分之九十以上的機率可抑制子宮頸癌的生長：甚至在《神農本草經》中亦列入上品之列。由此可見，綠茶升麻湯對子宮頸癌有多大的治療效果了。

配製綠茶升麻湯時，首先要將一百克蜂蜜煮熱，然後加入五百克切碎的升麻，炒至蜂蜜全被升麻吸收而呈紅色爲止。待冷卻後取蜜升麻十五克、炙甘草十克及兩茶匙的綠茶，加上大約兩碗的水，同時煎煮五分鐘，在飯後分三次服用。

專家說，百分之八十的癌症與生活習慣或生活環境習習相關；也就是說，應該有百分之八十以上的癌症是可以預防的。無論你是否罹患癌症，現在馬上省視自己的生活習慣，是否抽煙、飲酒、經常熬夜、暴飲暴食……？如果你現在的生活作息混亂，煙酒無度，營養不調，那麼你可能是癌症的高危險群。如果你的生

活環境，工作環境的品質太差，那麼下一個患癌症的人可能就是你。所以，防癌工作就應該從現在開始！

高血壓

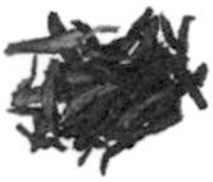

萬能醫師您好：

我雖不敢自誇有多強壯，但一向自認身體還不差。近幾年，大概是剛創業的緣故，太過操勞了，只要稍微覺得疲倦，血壓就上升；有時血壓高到必須上醫院求診，感到非常困擾。我是勞碌命，加上創業唯艱，醫院是躺不住的。現在買了個電子血壓計，稍覺不適，就自行測量；發現血壓上升，便盡量休息。但這總不是長久之計，最好是有辦法控制血壓，不要永遠「高人一等」啦！

萬能醫師・萬事ＯＫ

造成高血壓的原因很多，除了太過疲勞之外，也可能是其他疾病引起的，最好能上醫院做全身健康檢查，找出眞正造成血壓上升的原因，盡早治療。

除了上醫院檢查，找出病因，最好配合健康茶療法，雙管齊下，有效掌握病

情，控制血壓。

治療高血壓的配方是「綠茶杏仁湯」。一千毫升（大約五碗）的水，加十克甜杏仁煮十五分鐘後，加入兩匙綠茶、二十五克蜂蜜再煮三分鐘，即成綠茶杏仁湯。服用時，每三－四小時喝一次，一次約一碗左右。甜杏仁含有苦仁甙、脂肪油、蛋白質。經消化後會產生氫氰酸和苯甲醛，具有抗癌效果；而維生素B_1、B_2、B_{17}、C等大量的營養素，亦有益健康。

人生短短數十年，需好好善待自己，照顧自己。事業固然重要，但若只是一味工作，累壞身體，失去健康，即使事業再成功，也無法享受成功的果實。

血糖過低

醫師你好：

我是個護士，經常需要上大夜班。雖然大夜班工作較少，但壓力較大，因爲值班護士少，一旦病人出現緊急狀況時，更需要冷靜的處理，隨時警覺。然而，經常在下半夜巡查病房時，感到血糖過低，精神不濟，昏昏欲睡。雖然在醫院拿藥方便，但我一向認爲眞正養生之道不是吃藥或吃一大堆維他命丸，最好的方式是從飲食中著手；可是這一方面，我並不在行。我應該如何由飲食中增加肝糖含量呢？

萬能醫師・萬事ＯＫ

許多人在工作時，感到精神不濟、昏昏欲睡，有時並不是睡眠不足的緣故，而是血糖過低。有些人會在血糖低時，吃顆糖很快就能恢復精神，就是這番道

理。

然而，吃顆糖只是暫時緩解血糖不足引起的症狀，而「蜂蜜綠茶湯」卻有補益身體，治療疾病的功效。而且調製方法非常簡單，只要兩茶匙綠茶加二十五克蜂蜜，用五百毫升的開水沖泡後，即可飲用，十分方便。由於新鮮蜂蜜中，含有百分之八十的葡萄糖、果糖，可由胃腸直接吸收，有助於增加肝糖含量，發揮護肝解毒的作用。

精神困頓，四肢乏力時，隨時沖泡蜂蜜綠茶飲用，勝過吃一大堆維他命丸。怎麼樣，現在馬上爲自己泡杯溫熱好喝的蜂蜜綠茶吧！

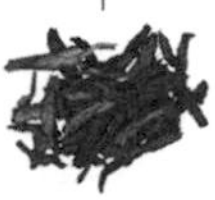

貧血

萬能醫生：

我家小圓自小就長得圓圓胖胖、健康活潑，非常討人喜歡。可是昨天上午學校老師打電話通知我，小圓在升旗時暈倒了。把我嚇壞了，馬上通知我老公；他還安慰我別緊張，大概是天氣太熱中暑吧！直到帶小圓上醫院檢查才知道，暈倒的原因是貧血。在醫生面前，我不好意思直說，可是心裡頗納悶，小圓食欲好，吃得多，營養方面應該沒問題，任誰也不會想到小圓竟也會貧血，會不會是醫生搞錯了？

萬能醫師‧萬事ＯＫ

就像沒有人能規定生病的人一定瘦，健康的人非胖不可一樣，貧血會出現在誰身上，沒人說得準，可是，這並不表示無跡可循。一般說來，小孩子貧血，除

了先天體質差之外，不一定是營養不良，多半是營養不均衡。速食時代，連剛學會說話的小小孩都知道薯條、可樂，更遑論稍懂事的小孩，成天吃著高熱量、高卡路里的食物，一個個都成了「漢堡弟」、「薯條妹」了。

至於女性貧血，通常是所謂的「缺鐵性貧血」，應隨時補充鐵質。除了注意營養之外，「大棗紅茶湯」是一劑益氣補血的良方，大人小孩均可服用。首先將三十克新鮮的大棗剖開，加十克薑與二百毫升的水同煮，煮沸五分鐘後，加入兩匙紅茶，分三次服用。小孩子服用時，分量可以略減。所謂「大棗」，由於功效不同，略有區分。紅棗活血；黑棗、南棗補血養氣；蜜棗解毒潤燥，可視情況選用。

急性結膜炎

醫生：

這兩日一直覺得眼睛不舒服、有點刺痛，照鏡子時已經紅紅的。看過眼科大夫，醫生說是急性結膜炎，叫我回家後勤點眼藥水，讓眼睛多休息。奶奶便自己上中藥店抓了幾帖藥，說喝了會「顧眼睛」，不必點眼藥水了。雖然我知道中藥的用途廣，可是眼科大夫都已經診斷開藥了，爲什麼還要吃中藥？這些中藥湯喝起來甘甜，還有菊花茶的味道，對急性結膜炎眞的有效嗎？

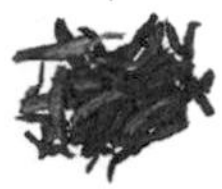

萬能醫師・萬事ＯＫ

有一劑清肝明目的健康茶配方，嚴格說來，並不算複雜；調製方便，效果很好，的確具有治療急性結膜炎的功效，這就是「桑葉綠茶湯」。

桑葉綠茶湯是將桑葉十五克、菊花十五克、甘草五克及綠茶一匙，加三百五

十克水煮沸後，分三次服用。桑葉經研究測試，發現其中的成分對白喉桿菌、炭疽桿菌、傷寒桿菌、綠膿桿菌……，具有極佳的抑制作用。菊花與桑葉合用，則具消炎、利尿，清肝明目的功效更好。

老奶奶累積了一生的經驗與智慧，或許在年輕人眼中，並不以爲然。然而，這些偏方療法，往往會有出人意表的效果，不可小覷！飲用「桑葉綠茶湯」，不會和眼科大夫開的消炎藥相沖，所以可以一邊內服桑葉綠茶湯，一邊點眼藥水，幫助眼睛恢復健康。

眼睛是靈魂之窗，透過雙眼，美好世界盡收眼底，因此護眼不可不慎。

脚氣病

萬能醫師：

我在書上看到有關腳氣病的報導，指稱腳氣病會引起下肢沉重、肌肉痠痛的現象，而且還會缺乏食欲，體重慢慢減輕，覺得容易疲勞、痠軟。這些症狀剛好都和我的情況一樣，我會不會也得了腳氣病，自己不知道呢？

萬能醫師．萬事OK

腳氣病主要是因缺乏維生素B_1所引起的，但是有不少例子舉出劇烈運動、腹瀉、發熱，也會誘發此病。通常這些人都不易察覺到自己已經罹患腳氣病，只覺得疲倦無力，兩腳沉重，肌肉痠痛，食欲差，體重減輕。

如果你懷疑自己可能罹患腳氣病，建議你服用「黃豆紅茶湯」。取黃豆五十克加水三百毫升，將黃豆煮熟後，取湯加兩茶匙紅茶、半茶匙食鹽服用，每次喝

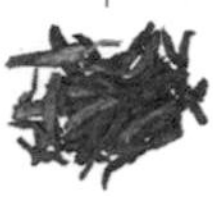

一百CC（毫升），分四次喝完。

這劑「黃豆紅茶湯」，主要功效來自黃豆。黃豆含百分之四十的蛋白質，氨基酸、不飽和脂肪酸、亞麻酸、鈣、磷、鉀、鐵、銅、鋅、錳等微量元素；其中含鐵量更高過牛奶，而且不含膽固醇，還富含維生素B群，能促進人體生長發育，供給大量營養，其中的蛋白質和維生素，對患者最有幫助。

隨著生活品質日漸精緻，腳氣病已漸被忽略，然而其潛在的危險，仍有可能嚴重威脅健康，引發心臟病。所以當腳氣病的症狀出現時，或腳踝關節浮腫，皮膚略紅、心悸、胸口悶病時，別猶豫，立刻服用「黃豆紅茶湯」吧！

痢疾

醫生：

我先生因爲工作關係，分派到海外，負責當地的生產管理。由於東南亞落後地區，衛生習慣差，飲食要非常小心才行。我雖然想隨行照顧，然而女兒還小，更需要人照顧。我和先生商量的結果，以子女爲重，我留下照顧小孩，先生單獨赴任。前陣子，電視新聞報導東南亞地區正流行痢疾，先生在電話中也提到，有幾位同事已被感染，不過他還沒事，叫我們不必擔心！但怎能不擔心呢？可是除了叮嚀他飲食小心之外，只有乾著急的份兒了。

萬能醫師・萬事ＯＫ

這位好太太，不必乾著急、瞎操心，要相信你先生有照顧自己的能力。如果眞的放心不下，何不提醒他喝「大蒜綠茶湯」。

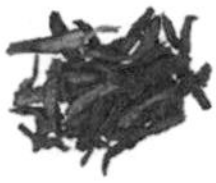

大蒜含有殺菌作用，早已經過證實，對於各種病菌有很好的抑制作用，能有效治療細菌性痢疾，在痢疾流行區服用，可預防感染。

首先準備好材料，即二十五克大蒜頭，二十五克紅糖，兩匙綠茶，五百毫升白開水。然後將大蒜剝皮、搗碎，再加紅糖、綠茶繼續搗成泥狀，最後加入五百毫升開水浸泡，五分鐘後即可飲用。不習慣吃大蒜的人，可酌量減少大蒜的分量，再慢慢增加，並且改在餐後服用，或與水果香蕉一起吃，比較不會引起反胃現象。

在痢疾流行區工作或旅遊，別忘了準備「大蒜綠茶湯」飲用，可以預防感染痢疾、抗菌消炎，不妨一試。

少年白

萬能醫生您好！

我家有白頭髮的遺傳，所以我很小就有白頭髮。國中時大家都叫我「阿嬤」，我也只能一笑置之，誰叫我白頭髮那麼多！有些人會建議我去染髮，但是染髮太麻煩了，而且再長出來的頭髮仍然是白色的，染不勝染啊！況且，不是聽說染髮劑會致癌嗎？雖然我很羨慕烏溜溜、絲緞般的長髮，但是與罹患癌症相比，我寧願讓人家繼續叫我「阿嬤」，忍受這不可抗拒、剪不盡、拔不完的白頭髮！

萬能醫師．萬事ＯＫ

造成白頭髮的原因，最主要有兩個：一是自然衰老；二是遺傳。這兩種原因，都算是「不可抗拒」的因素。根據非正式的統計，四十歲以下的白髮者，比例極高，只是大部分的人都藉由染髮來掩飾，不易看出來。遺傳性白髮者，由於

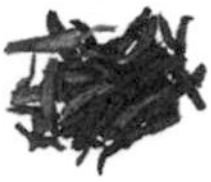

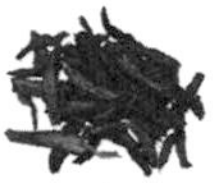

早已習慣白髮，所以比較能夠抱持著自然接受的心態；至於因生病或老化引起白頭髮者，便想盡辦法要掩飾了。

染髮是掩飾白頭髮的方式，然而，卻不是最根本之道，想使頭髮烏黑亮麗，可以食用「黑芝麻粥」。

黑芝麻洗淨曬乾後在鍋中炒熟，並磨成細粉備用。每次取十二克黑芝麻，加入一兩米煮成的粥中，拌勻再煮一會兒，最後加入白糖食用。

黑芝麻含有脂肪、熱量，及豐富的鈣、磷、鐵，多吃無害，唯應取新鮮芝麻煮粥，放太久變質的芝麻不可食用。

老人性高脂血症

萬能醫師：

我父親年歲已大，近幾年來罹患老年人常患的高脂血症，身體已日漸衰老。近年來，卵磷脂非常流行，據說對老年人的健康很有幫助，想買回家孝敬父親。不知道老年性高脂血症吃卵磷脂有效嗎？或者還有其他治療方式，可以維護健康，適合老年人服用的？

萬能醫師．萬事ＯＫ

在中國藥典中，隨手一翻即能發現不少抗老滋補的藥材。其中必定有「何首烏」一項。何首烏含有卵磷酸，在中醫說法中，具有長壽不老的作用。

什麼是卵磷酸？根據研究，卵磷酸在人體中樞神經中含量最多，具有強壯神經的作用。對於神經衰弱、心臟機能衰弱者很有效，同時它還能降低血液中的脂

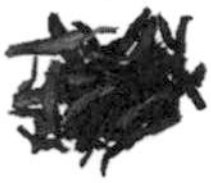

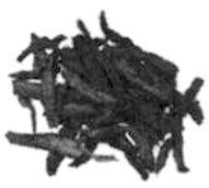

肪含量，減輕動脈硬化的危險，對於老年人的健康，十分重要。如果你希望父母身體常保健康，不一定要跟隨流行，買一大堆所謂的健康食品，只要到中藥店買何首烏回家熬粥即可，非常經濟。

何首烏粥的食用方法是，先用水將十五克何首烏洗淨，置於砂鍋中煮三十分鐘左右，煮好後濾出殘渣，將何首烏的濃汁加水稀釋，與五十克白米，幾顆紅棗一起煮粥，早晚食用。特別注意煮粥時應用砂鍋，不可使用金屬鍋；同時不要與蘿蔔、豬肉、羊肉一起食用，不然，效果將大打折扣。

尿道炎

醫生：

我是高二的學生，最近尿道發炎，小便灼熱的現象已經好幾天了。那天和阿正一起上廁所時，他看到我小便時的痛苦表情，還笑了好久。不過他說以前也曾尿道發炎，後來吃了綠豆粥就好了。我很懷疑愛開玩笑的阿正，這回是不是又在整我？請問醫生，吃綠豆粥眞的可以治療尿道炎嗎？

萬能醫師．萬事OK

綠豆含有豐富的蛋白質、脂肪、醣類及澱粉；另外還有胡蘿蔔素、尼克酸及核黃素等營養成分。具有清熱解毒、利尿消腫的功效。尿道炎、膀胱炎的患者食用，可以治療發炎、小便不順的現象。尤其夏天食用，祛暑止渴，是夏季理想的食品。

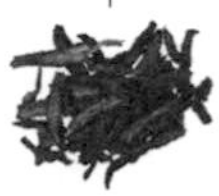

綠豆可以煮湯或熬粥食用，效果都不錯。熬煮綠豆粥時，先將半兩綠豆洗淨後，浸泡兩小時，再與一兩米同置砂鍋中，煮成稀粥，粥成後加入適量白糖，即可食用。

綠豆粥冰涼食用，非常可口；熱熱的吃，滋味亦佳，是夏天的理想甜品，既健康又美味爽口。建議尿道發炎、膀胱發炎的男性們，不要懷疑，應盡早食用。

慢性支氣管炎

萬能醫生：

暑假回鄉下爺爺家玩，對於鄉下的一切都感到非常有趣。嬸嬸用大灶煮飯，我們就在旁邊添柴火；媽媽說現在已經很少人使用大灶燒菜了，都改用方便的瓦斯爐。晚上睡覺時，爺爺和奶奶要我和他們一起睡。躺在床上，望著蚊帳外的小黃燈泡，覺得好有趣喔！快睡著時，爺爺突然不停的咳嗽，把我吵醒了。奶奶說爺爺是慢性支氣管炎，痰多、咳嗽，明天要煮貝母粥給爺爺吃。醫生，什麼是貝母粥？爲什麼生病不吃藥，要吃粥呢？

萬能醫師・萬事ＯＫ

生病看醫生吃藥本是極爲正常的事；但醫生不一定只在醫院診所中，吃的藥也不一定只有藥粉、藥丸、藥水。有不少中國歷代流傳的藥典，可能就是最好的

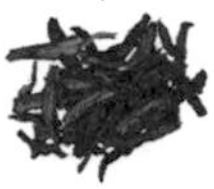

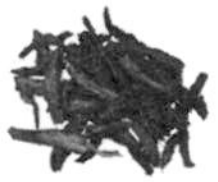

醫療顧問；許多大自然中的一草一木，或許就是最佳的治病良藥。

以慢性支氣管炎而言，貝母具有鎮咳止痰的功效，是最佳的止咳植物。貝母的生物鹼成分，能擴張氣管，止咳化痰，對於感冒引起氣管炎或慢性氣管炎的症狀，都能發揮藥效。有些老一輩的人，喜歡將梨心挖出，將川貝母粉放入其中，蒸過後食用，風味佳又止咳，深受好評。

對於患有慢性支氣管炎的人，不需費事蒸貝母梨，建議您選擇粥食法，長期食用，一定會有很好的效果。貝母粥煮法簡單，取適量白米煮成粥，加入川貝母粉五至十克，攪勻後再煮五分鐘即可食用。這道貝母粥冷了不好吃，應盡量趁熱吃，效果較好。

性功能減退

萬能醫生：

老實說我已經五十多歲了，體力眞的大不如前，有時候「辦起事」來，眞的有些吃力。想當年，我也是很「漂撇」的，結婚之後，還努力「生產報國」，現在孫子、孫女一個個冒出來，我們也都被他們追老了。這幾年，眞的有些「漂撇」不起來的樣子，跟我老伴說電視上廣告的藥酒、藥丸可能很有效，可以吃吃看，老伴罵我「老不修」。唉…什麼修不修，其實只要是男人，都會想要壯陽、持久的啊！老夫老妻這麼多年了，到現在還不能了解我的心事，眞是怨歎！

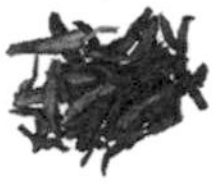

萬能醫師．萬事OK

想要「漂撇」一下，應該是大部分男人的心態，尤其在大男人主義心態作祟下，性功能衰退，無法勃起和持久，會造成男性巨大挫折感，想要大展雄風，發

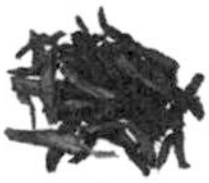

揮男人中的男人的雄姿，就成了迫切期待的事。這一事實，可由市面上所謂「男人聖品」的各類廣告中得知。

然而，與其服用效果有限的藥品，不如直接食用「肉蓯蓉粥」。

自古以來，人們就已經了解肉蓯蓉的好處，除了營養價值高之外，最大的特點是具有補腎抗老、增強精力的效果。長期食用，可預防性功能衰退，是傳說中理想的「強壯劑」。因此，只要打開藥膳書籍，必然有肉蓯蓉粥的做法。

肉蓯蓉粥的食用方法如下：取十二克肉蓯蓉煮成泥狀，加入羊肉後沸騰四回，即可調味；最後再加入粥中，繼續煮至熟爛，空腹時熱食。

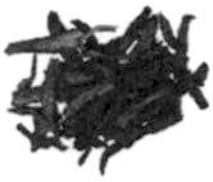

水腫

醫生：

昨天在同學會上遇到小琪，嚇了我一大跳；原本健康活潑的小琪，才一年沒見，怎麼臉腫得像滿月一樣?!玉琴告訴我，小琪是水腫，不是眞胖。聽說目前正在嘗試吃「冬瓜粥」治病，希望盡快消除水腫，恢復原來的健康。

冬瓜蛤蜊湯好喝，大家都知道，冬瓜糖好吃，大家也知道，可是冬瓜粥能治水腫——沒聽過！小琪已經患了水腫，再喝下一大碗水分高的冬瓜粥，不是會更腫嗎？

萬能醫師‧萬事ＯＫ

利水藥粥可使小便通暢，尿量增多，達到消腫的效果。冬瓜是餐桌上常見的食物，除了煮湯做菜之外，入藥的歷史也相當悠久。歷代藥典中，對冬瓜的利水

消腫效果，均有詳細記載。中醫學上認爲冬瓜性涼無毒，皮、肉、子、瓤均有利水作用，尤其是冬瓜皮效果更佳。所以煮冬瓜粥時，應連皮一起煮，效果較好。

首先將冬瓜洗淨後切小塊，然後加入適量粳米煮成稀粥即可。只要經常食用，持之以恆，自可收到消腫利水的效果。食用時不需放鹽，一般以十——十五天爲一療程。食用冬瓜粥，很快就會發現尿量增加，水腫現象漸漸消失的效果了。

消化不良

萬能醫生：

我在超市中看到一種名叫「山藥」的食物，長得很像大的紅薯，覺得很神奇；回家查大辭典，上面記載山藥是上品藥材，具有健脾、補肺、固腎的作用，並且含有多種營養成分。與白麵粉煮成粥食用，可以健脾養胃；主治食欲不振、消化不良。最近我正好有消化不良的現象，也想試試山藥粥，請問山藥粥該如何蒸煮？

萬能醫師・萬事OK

現代人非常幸福，不必親自上山採藥，在超級市場中，即可發現「寶」！就像山藥一類的藥材，從前的人不是親自栽植，就是上山採摘，再不然，上中藥舖購買。而今日在超級市場即可買到新鮮山藥，實在非常便利。

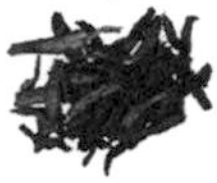

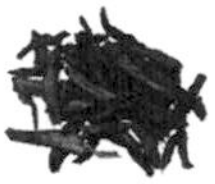

山藥不止是健脾養胃的中藥材，近年經過科學研究分析，得知其中含有澱粉、糖蛋白、自由氨基酸、膽鹼、維生素C等多種成分，營養價值高。煮食時，先削去外皮，搗成泥狀，與小麥粉一起用冷水煮成粥糊，快熟時加入適量蔥、薑、紅糖，即可食用。

由於山藥是性質溫和的藥物，不燥不熱，適合長年食用，不受療程限制。唯消化不良者，應在溫熱時服食，才是正確的養生法。

白帶過多

萬能醫師：

您好！我是台北的文鳳，目前就讀於××高中。從小我就瘦弱，身體一直不好，不過倒也沒什麼大病。但是我有個小煩惱：那就是上了國中以後，每次在洗澡時，都會在換下的內褲底發現分泌物，這應該就是「白帶」。聞起來的氣味不太好，尤其是夏天時更嚴重。現在雖然使用衛生護墊，但坦白說並不是很方便；比如說游泳時就無法使用，而且使用護墊也不是很舒服。可不可以靠吃藥改善？尤其我一想到上醫院檢查，就覺得好丟臉，不知道該怎麼辦才好？

萬能醫師・萬事OK

白帶是女性陰道中流出的白色黏液。在身體健康情形下較少，妊娠和月經來潮前較多。生殖器官受細菌感染發炎時，白帶增多，顏色會變黃變綠，且伴隨一

股惡臭味。

以中醫角度觀之，女性白帶多者，通常脾胃虛寒，氣血兩虛，腰膝痠冷。想要改善必須由本質改變，也就是要徹底改善虛寒體質。在養生粥中有一劑溫補脾胃的良藥——韭菜。韭菜性溫和，在中醫學中認爲韭菜具有溫補腎陽、固精止遺的作用。對於女性白帶、腰膝冷痛、脾胃虛寒均具療效。

韭菜粥的做法簡單：將剛買回的新鮮韭菜洗淨，切成細末備用；粳米煮粥，粥沸後，加入韭菜末、食鹽，同煮成稀粥，即可食用。特別注意韭菜粥使用的主要材料——韭菜，應選用新鮮的，不夠新鮮或隔日的粥不要吃。患有眼疾、陰虛內熱者，亦不宜食用。炎夏時節也應停食。

習慣性流產

萬能醫生：

您好！我結婚三年，目前還沒有小孩；可是我已經受孕兩次，每次都在三、四個月時流產，讓我非常傷心。我先生是長子，弟妹都未婚，所以我婆婆一直希望我能盡快生個寶寶，讓她享受含飴弄孫的天倫之樂。身爲人家媳婦，當然希望能爲先生一家傳承香火，奈何肚皮不爭氣！昨天上醫院檢查，知道我又懷孕了；這次我決定小心謹愼，非得保住小孩不可。只是有點擔心，連續兩次流產已經成了習慣性，我應該如何安胎呢？

萬能醫師・萬事OK

常言道：「不孝有三，無後爲大。」不論時代如何進步，只要是中國人，都會有傳宗接代的壓力。在古代，妻子不孕是非常嚴重的事，丈夫會因此而納妾，

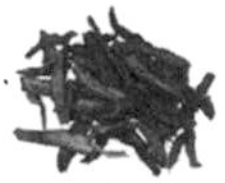

甚至休妻；而今日，老婆不孕的原因，經過醫院檢查，可以得知造成不孕的原因，有很多情況是因爲男性生理上的問題。

不可否認，女性是偉大的，經過十月懷胎之苦，產下子女非常不易。有些女性天生體質欠佳，不易受孕；受孕後胎動不安，容易流產。通常建議吃些具有安胎作用的食物，例如「鯉魚粥」。鯉魚粥的主藥是苧麻，臨床上多用於安胎止血、治療女性腰痠腹痛、胎動不安、習慣性流產、胎漏下血等症。鯉魚有利水、通乳的功用，《本草拾遺》中記載「主安胎、胎動、懷妊身腫」。苧麻與鯉魚煮粥，食用之後，對於防止孕婦出現流產現象、腰痠出血、胎動不安，非常有效。

烹煮鯉魚粥，不需特別處理，只要鯉魚去鱗、抽腸洗淨後，切成塊狀煮湯，再加入十五克苧麻根同煮，最後留湯去渣；鯉魚湯和糯米適量一起煮成鯉魚粥，空腹時食用；早晚兩次，以三—五天爲一療程。特別注意鯉魚需是新鮮活魚，煮粥才有自然鮮味，達到安胎作用。

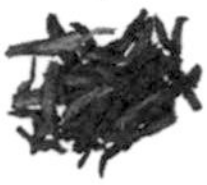

寄生蟲病

萬能醫生：

您好！我在台東某個原住民部落裡任教。全校人數不過百餘人；這裡的小朋友開朗活潑，村民親切好客，對於外地老師非常和善。加上山上空氣好、風景秀麗，有時眞有置身世外桃源之感。但是在山上待久了之後，發現這裡的居民多半都有寄生蟲病；尤其是小學生，有寄生蟲者比例很高。山裡交通不便，藥品短缺，生活習慣亦差，不知有什麼方法可以就地取材，以治療學生的寄生蟲病呢？

萬能醫師・萬事ＯＫ

在都市裡小學生患有寄生蟲病的，已經非常少見了。但是鄉下或山裡，仍有許多飽受寄生蟲之苦的學生，因此衛生條件的改善與宣導工作益形重要。

交通不便的部落裡，雖然藥品短缺，但是有一種植物的果實，是很好的驅蟲

良藥，那就是原住民最喜愛的檳榔。中國歷來有檳榔治病之例，主要功效是殺蟲消積；對於治療寄生蟲引起的腹痛、食欲不振等，效果卓著。治療時，不宜生吃，最好是與粳米同煮成「檳榔粥」。

檳榔三十—六十克洗淨切片煎煮，留下湯汁，撈去殘渣，將湯汁與適量粳米一同煮粥。對於鉤蟲病、蛔蟲病的治癒率達到百分之五十以上，最高還能達到百分之九十以上。但蟯蟲病的治癒率較低，只占百分之三十八。

檳榔味辛性溫，消穀逐水，殺三蟲，收效佳；但是久食損眞氣，故與粳米同煮，適合短期內服用。至於體質虛弱、脾胃虛寒者，則不宜食用。

腎炎

萬能醫師：

你好！我今年二十九歲，近幾年與先生共同創業，辛苦經營，一天工作十五個小時以上，身體漸漸負荷不了了。原本我的尿蛋白指數就已經不符合標準，最近經常感到血壓很高，上星期工作時昏倒，住院檢查的結果是得了「腎絲球腎炎」。醫生說這是腎炎的一種，需長期服藥控制，要多休息避免操勞。可是先生的工作正缺人手，而醫生給的劑量不是太多，就是太少，讓我非常困擾，不知該怎麼辦才好？

萬能醫師・萬事OK

「腎絲球腎炎」亦稱「腎小球腎炎」，的確是一種非常麻煩的病症。多半因不小心著涼後，沒有好好休息，反而因過度勞累，使得身體在抵抗力降低時，受

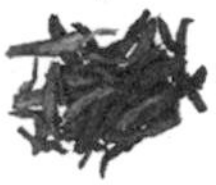

到溶血性鏈球菌感染而引起的病態反應性疾病。罹患腎絲球腎炎，由於症狀不明顯，病患不易警覺，醫生檢查時，有時很難立刻診斷出來，甚至在多次反覆檢查之後才能確定罹患此症。所以一旦診斷出罹患此症，應與醫生配合，聽從醫生的建議多休養。

除此之外，還可利用大蒜輔助治療。大蒜是我國民間千百年來殺蟲、解毒、消腫、祛瘀的良藥，其抗菌功效、抗炎作用已經過科學證實。故在治療腎炎時取一顆飽滿的大蒜，加上蓖麻子五十粒一起搗爛，敷在足心，每十二小時換一次，直到利尿消腫爲止，能有效改善腎炎引起的症狀。

罹患腎絲球腎炎的患者，不必太過緊張，因爲由腎絲球腎炎轉爲腎臟病——尿毒症，並沒有想像中容易，但切莫因此而疏忽了；多休息調養、避免過度操勞，才是保健之道。

結石症

醫生：

我患腎結石已經好多年了，有時會痛，有時不會，但一痛起來就非常厲害，讓人無法忍受。上次又痛得受不了了，老婆看不過去，非送我上醫院不可。醫生建議用碎石機將結石震碎排出就可解除痛苦。在住進病房之後，與隔壁病床的王先生聊起，原來他也是結石；聽他講震碎結石並不像醫生形容的那麼輕鬆，事實上是十二萬分的痛，如果早知道他就不上醫院，寧願忍受結石之苦。這一聽還得了，我馬上要老婆辦理出院手續，當晚就離開醫院了。醫生，結石已經很痛苦了，有沒有「卡好心」的方法啊？

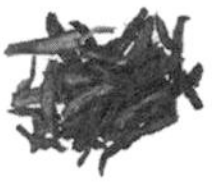

萬能醫師‧萬事ＯＫ

在排泄或分泌器官的管腔或囊腔內，經常會因爲有機成分或無機鹽類沉積，

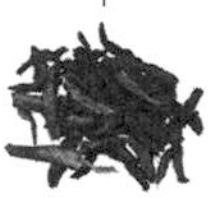

而集結成堅硬的物質，即一般所稱的「結石」。例如常見的腎結石、膽結石、尿結石等。

如果不願使用碎石機震碎結石，有一效果不錯的方法，不妨試試。

準備瘦豬肉二百五十克，細蔥二百五十克，太白粉適量，鹽、醬油少許。先將二百五十克的豬肉剁成肉醬，加入太白粉及鹽、醬油調味，做成肉餅。蔥洗淨後不必切段，直接放在鍋底，再將肉餅置於蔥上，加上適量的水，一起入鍋中煮至熟後，拌米飯吃；湯、肉、蔥都要吃，一天一次。以此法治療各種結石，只需七、八天即可痊癒，至多不超過十餘天，即能化解結石，讓它隨小便排出，不再受結石的折磨了。

這種以蔥治結石的方法，看似平常，實際效果極佳。

黃疸

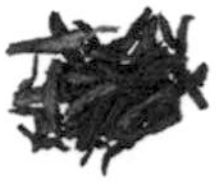

萬能醫生：

您好！我們班上最近轉來一位同學，瘦瘦乾乾的，經常請假。同學們看他面黃肌瘦，連眼睛也黃黃的，好像身患重病一樣，都不太敢和他交談。昨天上體育課時，輪到他和我一起當值日生，我們在教室裡就聊起來了；他說他得的是「黃疸」，這是一種肝病。醫生，黃疸不是剛出生的嬰兒才有嗎？記得姨媽生小文文時，小文文就是因黃疸在醫院多住了三個星期。爲什麼已經國二了，還會生黃疸病呢？

萬能醫師．萬事ＯＫ

「疸」是指在肝臟、膽道及血液系統的疾病所引起的疾病名，如黃疸。黃疸發生在新生兒即稱新生兒黃疸。然而黃疸並非只發生在新生兒，因爲導致黃疸產

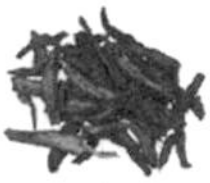

生的疾病包括病毒性肝炎、肝硬化、膽道疾病、鈎端螺旋體病，以及溶血性黃疸等。其中以病毒性肝炎引起黃疸的最多，所以一般得了黃疸的人，會認爲就是肝不好。

以蔥薑蒜療法來醫治黃疸，需要生薑九克、地骨皮九克、艾葉三克，將這三味以水煎，取汁，加上適量米酒，每次喝下約二十毫升，一天二—三次。薑有明顯抗炎抑菌效果，雖味辛辣，但治療目黃、身黃、小便黃的黃疸，卻是很好的藥方。服用這帖特製的薑湯，可幫助黃疸病人盡速恢復健康。

當然服用薑湯時仍應配合醫生指示服藥，並加強營養，增強抵抗力。

富貴手

醫生：

自從結婚之後，走入家庭開始了我刷刷洗洗的一生。因爲婆婆的潔癖，我必須從早到晚四處刷洗；刷地板、洗衣服、洗碗這些活兒沒一樣逃得掉。而長期和化學清潔劑接觸的結果，手部開始粗乾龜裂；即使如此，戴上橡皮手套仍然得四處刷洗。最可憐的是一到冬天手指嚴重龜裂，一碰還會流血，非常難受。我看過許多皮膚科，擦過許多藥膏，可是富貴手的症狀還是很嚴重，怎麼辦？

萬能醫師・萬事OK

「富貴手」名稱很好聽，然而，罹患此病症的人，卻多半是些沒有富貴命的人。怎麼說呢？因爲富貴手多半是發生在必須常接觸化學清潔劑的婦女身上。她們雖然不一定是苦命的阿信，但卻絕對是辛苦的太太和媽媽，必須爲了照顧一家

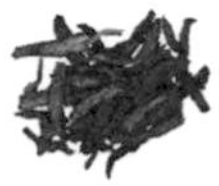

人而操勞家務；這種偉大的女性是勞碌命，而非富貴命；眞正富貴命者又何必親身料理家務？當然，一雙經常保養的雙手，是絕不會有「富貴手」的。

其實，富貴手只是一種諷刺的稱呼，眞正的學名是「乾性進行性掌蹠硬化症」，也叫「進行性指掌角化症」。實施治療時，將大蒜連皮帶梗放入鍋裡，加入半鍋水煮，等沸騰後靜置溫涼時，將雙手浸泡在湯水中大約十分鐘，以此法每晚治療一次，大約一個月即可痊癒。

辛苦的媽媽們，也該爲自己著想，在照顧一家人時，同時也不要忘了善待自己；洗碗、洗衣時，一定要戴上橡皮手套，避免手部肌膚直接接觸清潔劑造成傷害。如果已經有了富貴手，那麼在戴上橡皮手套前，應先戴上棉質手套。因爲脆弱的雙手，已經不適合再接受塑膠製品的直接刺激了。賢慧的媽媽們，這個小小的建議，妳記住了嗎？

便血

醫生：

今天下午上廁所時，發現大便中有血，而且量也很多，衛生紙上也都是血；本以爲是MC來，但算算日子，不對啊！沒那麼快，而且這些血是隨大便而出現的；以前聽說如果胃出血，大便會呈現黑色；可是今天的血是鮮血，應該不是胃出血，更何況我的胃很健康，平常不胃痛的。醫生，我會不會是得了什麼怪病？還是可怕的結腸癌、直腸癌、肛門癌？

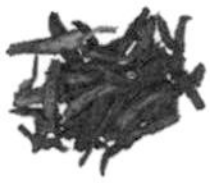

萬能醫師・萬事OK

凡是隨著大便而出血者，不論是在大便前出血、大便後出血，或者是單純出血，都統稱爲「便血」。在毫無預警時出現便血現象，通常容易引起便血者過度緊張，而胡亂瞎猜。但有時便血的原因，只是單純的虛寒性出血而已，並非排泄

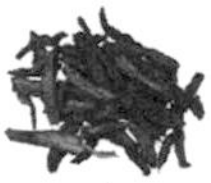

器官病變。

治療虛寒性便後出血，可以採用性味辛熱的生薑來治療調養。取生薑與艾草葉各十五克，以水煎煮成濃汁，每次服用一杯。在性溫熱的生薑調和下，可改善虛寒體質，遏止便血現象。

如果此法無效，或爲更明確的診斷，建議請醫生做詳細檢查，找出病因，對症治療。

毒蟲咬傷

萬能醫師：

上星期爸爸帶我們全家到山上陳叔叔家玩，陳叔叔在梨山上種水果和高山蔬菜。那天陳叔叔和爸爸在庭院泡茶聊天，陳大哥帶著我們幾個小朋友到溪邊玩水，誰知溪邊樹上竟有一個蜂窩，弟弟頑皮地撿起石頭丟蜂窩玩，陳大哥要阻止時已經來不及了。我們一哄而散，小弟自食惡果，還被蜜蜂螫了一口。陳叔叔見狀，立刻用蔥搗成泥加上蜂蜜，敷在小弟的手臂上，說這樣就能夠解毒。果然，小弟的傷口眞的好起來，紅腫也消退了。好厲害啊！陳叔叔眞像電視上的馬蓋仙，眞棒！

萬能醫師・萬事ＯＫ

蔥不僅是烹炒食物時的最佳佐料，也是自古以來醫家們常用的藥物。在現存

最早的藥典《神農本草經》中，早有記載蔥白的功用。而著名的《本草綱目》也提及蔥白具有解毒良效。而且最特別的是蔥在內服時，不可與蜂蜜一起服用；但在治療腫毒時，若加上蜂蜜調勻外敷，則可增加療效。

因此，被毒蛇、毒蟲、蜜蜂等咬傷、螫傷時，以大蔥兩棵，洗淨搗成泥狀後，加上蜂蜜調勻，敷在患處，每天換一次藥，大約三天紅腫可消，毒性已解，即可痊癒。如果不幸被含有劇毒的毒蛇咬傷，由於毒性太強，仍需立刻送醫，才不致延誤病情。

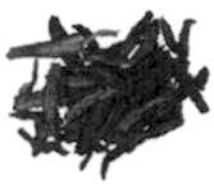

閉經

醫師：

自從開始有月經以來，我的週期就非常混亂，從來就沒有準時過；有時才二十天，有時又超過四十天，讓我非常困擾。我是獨生女，沒有姊姊可以問。而媽媽的觀念裡，又古板的認爲若沒有在外面亂搞，就不必擔心。這是多麼荒謬的論調啊！難道媽沒想過，或許我是身體有了病嗎？這一次月經又超過兩個月沒來了，我在猶豫著要不要上醫院檢查，還是再觀察一陣子再說。醫生，我媽媽的說法是否正確？

萬能醫師・萬事ＯＫ

的確有不少女性因先天體質不良，後天又沒有善加調養，平時看似健康，但虛寒體質很容易在月經出現後，反應在月經週期上。一般而言，月經每隔二十八

天來潮一次，每次持續四至五天，也有多至一星期左右者；但只要月經週期誤差不超過一個星期左右的，都算正常。除非年滿十八歲，尚未出現月經，或曾經出現，卻又無故中斷三個月以上者，才稱爲「閉經」。

有閉經現象，必須採取具有補血活血、祛寒調經作用的治療方式，才能有效改善。首先以二十五克生薑，與紅糖、紅棗各一百克，以水煎服，最好以此湯代替茶水，時時服用，直到月經來潮爲止。這帖藥方專治婦女閉經，三個月以上沒出現月經者，應多飲用。

妳母親觀念雖落伍，卻也有幾分道理，所以妳不必太過擔心，或許妳只因體質虛寒而已，只要用心調養，身體自能漸漸恢復健康。

小兒麻疹

醫生：

我兒子今年兩歲半，這兩天發燒、咳嗽，頸部還出現疹子。帶他上小兒科門診看病，醫師說是麻疹。我記得曾帶他上衛生所打過預防針，爲什麼還會罹患麻疹呢？記得自己在很小很小時，也曾得過麻疹，當時只能躺在床上休息，不能出去玩，可是常年母親怎麼照顧我的，我已全忘了，現在我該怎麼照顧我兒子才好呢？

萬能醫師・萬事OK

麻疹是由麻疹病毒所引起的呼吸道急性傳染病，罹患此病者，多半是出生六個月至五歲的小孩。罹患麻疹初期與感冒症狀相似，都是發燒、咳嗽、流鼻涕等。但麻疹會在口腔頰黏膜上出現特殊的白斑點，頸部、胸部、腹部及四肢也會

相繼出現斑丘疹。由於麻疹易引發肺炎併發症，所以通常在出生後不久，都會進行麻疹疫苗接種。但是也有不少病例是接種疫苗後仍發病的。

在老一輩的觀念中，認爲出麻疹是將淤積在體內的污穢之氣（一般稱「毒」）發出體外，所以疹子必須完全出透，才不會在體內留下殘餘的「毒」。爲了幫助疹子出透，有一秘方在此可供妳參考。取蔥白一大把、芫荽（香菜）一大把，放入鍋中煎煮，再以苧麻醮汁，在全身搽拭，如此即可達到疹子出透的目的。

魚刺鯁喉

萬能醫師你好：

我是小玲。中午和小貞一起到學校餐廳吃午餐，在饑腸轆轆時，即使是千篇一律的菜色，看起來都特別好吃。我點了一條吳郭魚，準備大啖一番。基於好東西要和好朋友分享的道理，大力向小貞推薦這條鮮魚；小貞原本遲疑，最後拗不過我的慫恿，也大口吃起來，直讚魚鮮美。話尚未說完，突然臉色一變，原來她被魚刺鯁住了；我趕緊端上一碗湯要她喝下，可是魚刺仍頑固的鯁在喉間。看小貞痛得眼淚直打轉，我真內疚，早知道就不要慫恿她吃魚了。剛才下課時問她好點沒？她仍是搖搖頭。醫生，吃魚時不小心被魚刺鯁住喉嚨時，有什麼方法可去除？

萬能醫師・萬事ＯＫ

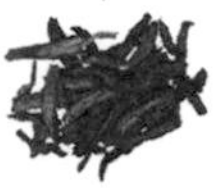

魚肉味道鮮美營養豐富，是眾所皆知的事。然而，魚多刺，在食用時要非常小心，否則很容易被魚欺負了。由於魚類的營養價值極高，營養學專家建議發育中的兒童應多吃魚，充分攝取其中的營養，才會「頭好壯壯」，聰明健康。但小朋友吃魚時，最怕被魚刺鯁住，這時立即喝水也沒有多大效果，該怎麼辦呢？

別慌張！取一瓣大蒜去皮後由中間捏斷，塞入兩個鼻孔中，不使它漏氣。再乾嚥一匙白糖，若不見效，再嚥一匙白糖即可。這個方法看似簡單，但光是讓辛辣的蒜瓣塞住鼻孔不漏氣，就已經非常不容易了。如果不小心被魚刺鯁住喉間，疼痛難忍時，試試此法，一定有效。

刀傷出血

萬能醫師：

昨天同學到家中做客，恰好我媽媽不在家，大家也樂得自在些。志文還耍寶學林志穎、郭富城唱歌，逗得大家哈哈大笑。小A吵著要喝可樂，阿進則要吃水果，結果翻遍冰箱，只剩三個芒果、兩個芭樂。可是平常看媽媽削芒果時，非常輕鬆，自己削芒果時，才知道不簡單。只見芒果在手中不停滑動，突然一不小心，刀子割到手指，鮮血不斷流出，這下芒果吃不成了。晚上吃飯時，媽媽看見我手指的傷，立刻到廚房切切剁剁，端出一碗泥狀物敷在傷口上，說這樣傷口很快就癒合。我聞著嗆鼻的味道，問是什麼？媽說是蔥，治刀傷很有效的。請問醫生，爲什麼要用蔥來治刀傷，眞的有效嗎？

萬能醫師・萬事OK

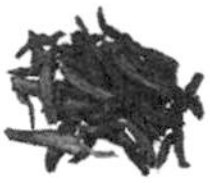

所謂「工欲善其事，必先利其器」。對於家庭主婦而言，要燒得一手好菜，切菜剁肉的功夫亦要好，這時有沒有一把銳利的菜刀，可能就是關鍵了。然而這把菜刀除了切菜切肉夠快之外，一不留神也很容易傷到自己。因此提醒你在燒菜時，也要謹慎用刀，最好還能學幾招簡易方便的廚房急救法。

在廚房中，不小心受到刀傷，最好不必離開廚房，即能立刻採取有效的急救措施。首先，取蔥白五根，白砂糖二──三匙，將二者合搗至勻細，敷在傷口上，再用繃帶紮好，即可使傷口癒合。

不論你受到哪一種刀傷，都能適用此法，所以建議你牢記此法，緊急時就能立即處理，使傷口及早癒合。

癲癇

萬能醫師：

我的新鄰居有一個小兒子，年紀和我家小寶差不多，兩人經常玩在一起，感情還不錯。

今天上午十點多左右，陳太太要上市場買菜，交代她家仔仔來找我家小寶玩；兩人在客廳玩著玩著，突然爲了「機器戰警」吵起來，誰也不讓誰。正吵得不可開交時，仔仔竟然口吐白沫，全身痙攣，昏倒在地上。我嚇了一大跳，趕緊拿毛巾包住湯匙，扳開他緊緊咬住的雙唇塞進去，不讓他咬傷自己。陳太太不在家，我不知道該怎麼辦，只能在一旁乾著急。醫生，癲癇症是否能醫治？該怎麼做？

萬能醫師・萬事OK

癲癇俗稱羊角瘋、羊癲瘋，是由腦部疾病、腦外傷或先天發育不全所引起的大腦機能紊亂。在小發作時，會在數秒內喪失神志，但不會有抽搐現象；可是大發作時，會突然昏倒，口吐白沫，喪失意識，全身抽搐。家中如果有罹患癲癇症的小孩，照顧起來非常麻煩。

要治療癲癇，有一種特別的蛋療法。首先將雞蛋的一端開個小口，加入白礬，再用濕麵粉糊密封住，放進蒸籠或電鍋中蒸熟後，即可食用。必須一次吃完，每隔七天吃一次。

以「蛋療法」治癲癇，要每隔七天吃一次，持續食用半年以上方可治癒。

不孕症

萬能醫師：

我結婚三年多了，一直沒有懷孕。雖然我先生不是家中長子，可是他非常喜歡小孩。記得以前他曾說過婚後要生一堆小孩，好組成一支籃球隊，可是我至今仍沒有半點懷孕跡象，非常著急。聽說不易懷孕的人，可以吃些改善體質的食物，也有人說吃鹿茸很有效。關心的朋友不斷提供我各種偏方，有些試過之後沒效，有些又擔心會有副作用，結果是至今仍毫無動靜。請問醫生，有沒有治療不孕症，又無副作用的方法呢？

萬能醫師・萬事ＯＫ

其實造成不孕的原因很多，而且有許多例子顯示，不孕的原因，一半以上是在男性身上；可是老一輩的公婆，在抱孫無望之餘，經常會將無後之罪加諸在媳

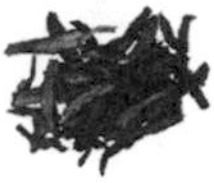

婦身上，一味的責怪別人家的女兒，卻從沒想過問題出在自己的兒子。

夫妻結婚一年以上，在自然情況下（沒有避孕），遲遲不孕，就算是不孕症了。這時最好是一同上醫院檢查，找出造成不孕的一方及原因。若不孕的是女性，通常比較容易解決，因爲有許多民間偏方漢藥，專治婦女不孕，效果不差。

假如是因子宮發育不良造成不孕時，可以嘗試「蛋療法」。取雞蛋在一端開一小孔，放入大約一・五克的藏紅花，攪勻後以濕麵粉糊封住小孔，放入蒸籠蒸熟，在每次月經來潮後一天開始食用。每日一個，連吃九天，並持續三—四個月經週期。如果食用之後，下次月經未來，就可暫停，先至醫院做妊娠檢查，呈陽性反應者，表示懷孕成功，否則需繼續食用。

雞蛋含有蛋白質、脂肪、維生素、無機鹽等，營養成分高，可說是價廉物美；以「蛋療法」治不孕，不會有副作用之虞，可以安心食用。

抽筋

醫生：

我的問題說嚴重也不嚴重，是多年的老毛病啦！我在睡覺時，經常會因爲腳抽筋而醒來；有時輕微抽筋，就不理它，換個姿勢繼續睡；偶爾比較嚴重時，只好忍著痛，坐起來扳扳腳板兒。可是到了冬天就麻煩囉！因爲在冬天，抽筋發作起來特別厲害，頻率也特別高，只能咬著牙、忍著痛，挨過這段時間。老伴問我要不要給醫生瞧瞧？嘿！人好好地，幹嘛上醫院折騰？！可我想想，上醫院還不如問問您呀！萬能醫生，我這多年老毛病，該怎麼著？

萬能醫師・萬事ＯＫ

肌肉痙攣引起疼痛，一般稱爲「抽筋」。大多數人都有過抽筋的經驗，只是通常都不太重視這一現象，咬著牙、忍一忍就挨過去了。眞正因爲腳抽筋上醫院

求診的，簡直是少之又少。反正偶爾抽筋一次，在所難免嘛！何必大驚小怪。

抱著這種心態的人，還眞不少。殊不知，抽筋有方法可治的，毋需平白忍受抽筋之苦。取梔子六十克、雄黃十克、泥燕窩二只，一起研磨成末；再加雞蛋清調成糊狀，均匀塗抹在紗布上，敷在前額、肚臍、手心、腳心四處，大約敷上一小時即可，每日一次。

此法對一般抽筋有效，唯需耐心持續一段時日，方能慢慢改善。

夢遺

萬能醫師：

我家阿章已經十五歲啦！正在「轉大人」。最近，我在整理房間時，發現被單不見了，我就找呀找的，最後在衣櫥裡發現一團揉得亂七八糟的被單和內褲，上面還染著「地圖」，眞是令我又好氣又好笑；氣他弄髒了被單還藏起來，不敢拿給我洗，難道想留下來當紀念品！可是心裡也欣慰，這個小男生終於長大了，再過幾年就可以娶妻生子，不必再爲他操心了。

請問醫生，發育中的小男生開始遺精，我是不是要煮些什麼東西給他補一補？

萬能醫師・萬事OK

遺精又稱夢遺，是青春期男生常有的生理現象，與青春期女生月經來潮的生

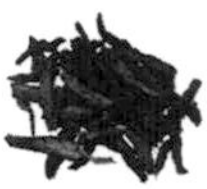

理現象一樣，均屬正常。媽媽們不需太過擔心，等到他們生理發育更成熟時，便能控制得很好，不會再有睡夢中遺精的情況了。只是在這段時間裡，媽媽比較辛苦，必須經常換洗床單、被單。

如果家中男孩夢遺頻率過高，媽媽們可以試試以下兩種方法：

㈠新鮮韭菜一〇〇克、雞蛋兩枚，加油、鹽同炒至熟，在三餐中食用，一次吃完，可經常食用。

㈡何首烏六十克、雞蛋兩枚，加水同煮。蛋熟後，剝去蛋殼再煮片刻，即可吃蛋喝湯；每日一次。

韭菜與雞蛋、何首烏，在中醫觀點中，都具有補精固氣的效果；對於發育中的男孩子而言，是很好的食物，媽媽們可以多爲小孩子準備這些食物，好好的補一補。

鼻炎

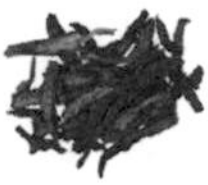

萬能醫師：

前一陣子流行感冒，我的抵抗力本來就差，所以毫無意外的感冒了。雖然有吃藥休息，可是鼻塞、流鼻水、打噴嚏的情況，仍然沒有稍減。算一算都已經一個月了，尚未痊癒，眞是煩人！美月說我這種現象可能是感冒引起的鼻炎，所以才會一直鼻塞、流鼻水。輕壓鼻子時也會痛，如果不治療，會變成慢性鼻竇炎，很難治好喔！醫生，眞的像美月說的一樣嗎？我該如何治療？

萬能醫師・萬事ＯＫ

是的！這位美月小姐很有概念，說的一點也沒錯。鼻炎是指鼻腔黏膜發炎，分爲急性和慢性兩種。急性鼻炎多因冷熱失調，傷風感冒所引起的，有微熱、打噴嚏、鼻塞、流鼻水等症狀。如果是經常性感冒，或長期感冒不癒，會慢慢轉爲

慢性鼻炎。慢性鼻炎治療不易，引發的原因也較多；除了急性鼻炎引起之外，受灰塵、化學物質長期刺激也會引發此病。因此，在鼻炎初期，應馬上進行治療。

治療鼻炎可採行以下的方法：

㈠側柏仁三十枚，鮮雞蛋五個，同置鍋中加水煮。煮時要以文火煮兩小時，再取出入涼水中冷卻，即可食用。一天煮五個蛋，分數次食用，連續食用三天見效。

㈡雞蛋兩個與辛夷花十——十二克，加適量清水同煮，蛋熟後去殼再煮片刻，即可食用，湯可喝。

此二法皆是專治鼻炎的妙方，效果極佳。

喉嚨發炎

萬能醫生：

你好！我想你一定有過喉嚨發炎的經驗吧！就像我現在一樣，正受喉嚨發炎之苦。不過我不是感冒引起的，而是唱歌。昨天是週末，我和幾個同事相約唱KTV；大家難得瘋狂一下，都想趁這機會大展歌喉，我當然也是「輸人不輸陣」囉！四個人連唱五小時的結果是第二天都啞了嗓子。我因爲搶麥克風的功力太好了，不止嗓子啞了，現在還發炎哩！聽說萬能醫生總有許多有效的妙方，不知您是否也有方法，讓我盡快恢復原本甜美的聲音呢？

萬能醫師・萬事OK

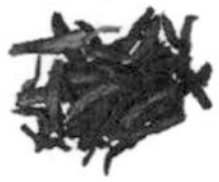

生活品質不斷提升，國民所得日益增加，現代人越來越注重休閒生活了。平日努力工作，放假時盡情玩樂，似乎成了現代新新人類的寫照。KTV唱歌唱到

喉嚨發炎，稀鬆平常，不足爲奇！

正如許多歌星以呑生雞蛋來保養嗓子一樣，喉嚨發炎時，也可以採用此法。每天早上呑兩個生雞蛋，可以治療因熬夜、大聲唱歌、演說所引起的喉嚨痛。或者是在睡前，服用由雞蛋清加少許白糖和熱開水沖製成的特製飲料，對於喉嚨發炎引起的疼痛都很有效。

這兩種方法除了可治喉嚨發炎外，用於日常保養，效果亦佳。

消除皺紋

萬能醫生：

我一向追求自然，所以「自然就是美」是我奉行不渝的信念。可是轉眼已經三十多歲了，有天早晨洗臉時，在鏡中發現自己臉上竟然出現了那麼多皺紋，讓我「鬱卒」一整天。原來，我奉行的不是「自然就是美」，而是「年輕就是美」。我才三十多歲就已經有皺紋，再過幾年不是更加面目全非，皺紋、魚尾紋都出現了嗎？萬能醫生，你一定有辦法可以解決我的問題吧！

萬能醫師‧萬事ＯＫ

許多人在年輕時，不知好好保養肌膚，等到青春逝去，容顏衰老時，才驚覺歲月無情。可是皺紋一旦產生，想要消除，談何容易！因此，最好的除紋法，不是拉皮或換膚，而是——及早保養。

肌膚隨著年齡增長而日漸鬆弛，失去光澤與彈性，眼部、臉部的細紋慢慢出現，的確是無可避免的自然現象。我們無意改變自然，只是希望能延緩老化，可能嗎？

可能，只要以蛋黃敷面劑敷臉，大約三個月左右，小皺紋就會消除。

蛋黃敷面劑的製法，是將蛋黃一個打入容器中，加上一匙半的麵粉和一匙蜂蜜，充分攪拌均勻即可。

將蛋黃敷面劑均勻抹在臉上，十—十五分鐘後，以溫水洗淨，再抹上冷霜，用雙手與小皺紋成九十度的方向按摩五分鐘，再用化妝棉輕輕拭淨。如此進行三個月左右，即可消除小皺紋。皮膚較乾燥者在調製敷面劑時，可以加入數滴橄欖油，加強滋潤。

肺結核

萬能醫生：

上個月我參加旅行團到東南亞玩。和東南亞國家比較，才發覺台灣其實是很不錯的，除了日常消費高一點之外，其他方面，比東南亞大多數的國家進步多了。

回國後，我女兒要我上醫院檢查；她說到落後地區容易被奇奇怪怪的病菌傳染，爲了安全起見，最好做一次身體檢查。這不檢查還好，一檢查發現有肺結核病。眞是糟糕！肺結核不就是肺癆嗎？老來得此病，眞是歹命！醫生，有方法可治嗎？

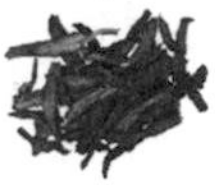

萬能醫師・萬事ＯＫ

肺結核是最常見的結核病，由吸入結核桿菌引起的。早期肺結核並無明顯症

狀，所以通常是由定期X光檢查而發現罹患此病的。到了病變進展期，會有明顯的倦怠、消瘦、潮熱、咳嗽，甚至咯血的症狀出現。

不幸罹患此病，可以此法治療：百部十克濃煎取汁，再將一個雞蛋打入百部汁中煮兩分鐘，加入半匙白糖，連湯一起食用。只要持續食用，就會得到治療的效果了。

此外，也可以用「茶蛋」來治療。綠茶一克，雞蛋兩個，蜂蜜二十五克；水三百毫升先煮沸，再加入綠茶、雞蛋、蜂蜜，煮至蛋熟，在每天早餐後食用一次。四十五天爲一療程。

要預防結核病，最好是增強體質，接種卡介苗。並定期健康檢查，以期早日發現，早日治療。

糖尿病

醫生：

請問糖尿病該怎麼辦？

上了年紀之後，我反而越來越喜歡吃甜食，所以兒女們只要回家，都會帶些花生糖、麻花捲、芝麻餅等零食來孝敬我。由於平時吃得多、喝得多，所以尿也多，可是精神卻很差，經常覺得疲倦。上個月，在醫院作檢查，結果醫生告訴我，說我的尿中含糖過多，血糖太高，得了「糖尿病」，平日應小心飲食，並以藥物控制病情。聽說糖尿病可以吃什麼東西治療，醫生，是吃什麼東西啊？

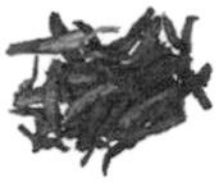

萬能醫師・萬事ＯＫ

體內胰臟會分泌胰島素，提供並分解身體所需的糖分，如果胰島素分泌失常，燃燒和生成糖分的機能發生障礙，尿液中的糖分含量就會過高，出現「糖

尿」，故稱「糖尿病」。糖尿病典型的症狀包括：多食、多飲、多尿、容易疲倦、血糖過高、糖尿等。

治療糖尿病的方法是「蛋療法」：

㈠人參六克研成末，加雞蛋清一個，調勻後一次服下，每日一次，十天爲一療程。

㈡豬胰一個、菠菜二百五十克、雞蛋兩枚。

先將豬胰煮熟，再加菠菜、雞蛋繼續煮，熟了即可食用。食用時不加鹽，分兩次吃完。

除了由飲食治療之外，建議糖尿病患，應多做運動，保持身體的活力，避免虛弱體質再度引發糖尿病併發症，進而威脅到身體健康。

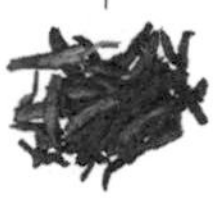

濕疹

萬能醫生：

我的腳底最近出現紅斑和腫脹，而且還有水疱，經常會癢。本來我以爲是香港腳，就到附近買了香港腳藥膏塗抹，可是擦了幾個月的藥膏，一直都不見好轉的跡象。而且，擦藥時很容易弄破水疱，水疱破了一碰到藥膏時，刺痛的情況可想而知。由於平日容易流汗，所以經常換洗布鞋，避免腳臭，襪子也天天換洗。照理說，我的衛生習慣不錯，怎麼會出現香港腳黴菌？而且還是頑固型的，似乎越擦藥長得越多，蔓延越廣。醫生，我該怎麼辦呢？

萬能醫師・萬事ＯＫ

由以上情況判斷，腳底有紅腫、水疱無法根治的原因，是病症判斷錯誤，以致沒有對症下藥的緣故。

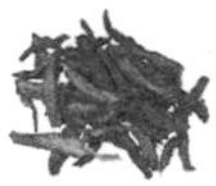

平日容易流汗的人，腳底也容易出汗，如果必須經常穿著透氣不良和不吸汗的鞋襪，腳部經常處在溫熱的環境中，很容易引起「濕疹」。腳部濕疹，位置與香港腳相近，症狀也相似，都會有劇癢，所以容易誤判爲香港腳，擦香港腳藥膏當然無效囉！其實濕疹的症狀在初期時會有紅斑、腫脹，繼而出現水疱、化膿，最後會結痂，形成鱗屑，多留心仍可以與香港腳分別的。

治療濕疹可以用赤豆和雞蛋清。首先將赤豆研磨成末，接著再加入雞蛋清調勻，擦在濕疹的部位，每天早晚兩次，連擦三天見效。如果將赤豆換成十二克黃蓮，一樣可治濕疹。

罹患濕疹時，要保持患部乾燥，避免搔抓，並盡量避免香皀的刺激。

附錄

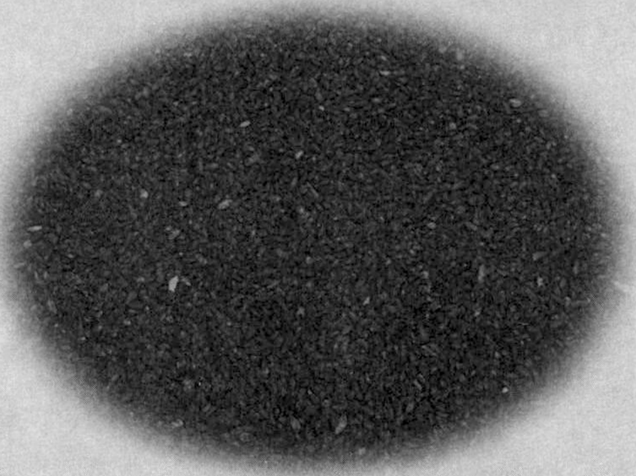

尿療法

◎尿療法的起源◎

在民間療法中，尿療法的療效一直居高不下，主要原因大概是喝尿的主張太具震撼力了吧！在一般人眼中，屎尿一直是最污穢不潔之物，而今竟然有人主張喝尿治病，眞是不可思議。

醫學界亦不斷宣稱尿療法毫無根據，對喝尿治病的說法嗤之以鼻。喝尿治病的主張，或許尚未發現直接的科學論證，然而尿療法的歷史非常久遠了，早在中國古醫書《傷寒論》中就已經出現。《傷寒論》是後漢（西元二二五年～二二〇年）張機所著，書中提到尿有稀釋各種藥材的作用，能強化藥材的效能。而西方文獻《博物史》中，也出現類似記載，指稱尿能解毒、治療視力模糊和燙傷，甚

至在皮革、布料染色後，還能以尿來定色。日本鎌倉時代及古印度民間，也都流傳有喝尿治病的紀錄。不論你是否接受這種療法，它流傳數千年治癒無數人的事實是不容改變的。

◎何謂尿療法◎

所謂的尿療法，就是指以喝自己的尿來治癒疾病的治療方式。喝尿眞能治病嗎？許多人一定會有這樣的疑問，然而，即使你無法認同，實行尿療法而恢復健康的人，仍不斷增加。

在正常情況下，人體內會處在恆常狀況中。身體內部的恆常是藉由血液維持，而血液的恆常則靠尿液維持。尿液會將必要的成分遺留下來，將不必要的成分排泄出去，使血液中維持固定成分。例如鹽分攝取量的多寡，就會影響尿液中的鹽分，所以即使攝取過多鹽分，血液中鹽分濃度維持一定比例。當然，爲了維持血液的恆常，在排出血液的物質中，難免包含部分有益健康的抗體或荷爾蒙。如果任由這些有益的物質隨尿液排出體外，甚爲可惜。而生病時，身體機能受到

影響，這些有益健康的抗體流失更多，簡直就是浪費了。

所以尿療法主張喝尿治病的道理，就是要再回收尿液中的有益成分，讓它充分發揮功能，強化各部位器官的運作，恢復應有的機能與健康。

◎尿液是無害的◎

尿液中含有尿素、尿酸、肌酸、阿摩尼亞水、馬尿酸、尿黃酸等成分。尿素、尿酸、肌酸都是無色無味的物質，可以溶解在水中。阿摩尼亞水則有強烈的刺激性惡臭；被蛇咬傷時，可以作爲藥物使用。馬尿酸是肝臟分解飲食中的食品添加物後，所產生的物質。而尿黃酸則是讓尿液呈黃色的主因。這些物質經檢驗發現，都是無害的成分。即使在飲食中吃下有害的食物或飲料，也會經由肝臟分解、腎臟過濾之後，呈無毒狀的尿液，排出體外。所以體內的尿液是無毒無菌的乾淨物質。

除非尿道與膀胱部位，受細菌感染而發炎，而使尿液在排泄過程中，可能混雜細菌。然而，即使如此，也毋需擔心喝下受感染的尿會危害身體；因爲喝下的

尿液進入胃中，很快就會在胃部強酸的作用下，達到殺菌效果，變成無毒無害的物質。

◎尿療法的必要性◎

由免疫學得知，人體對於侵入體內的病菌會產生抗體，這種與生俱來的抗體，是維持身體健康的重要因素，旣是對抗病菌的武士，也是幫助身體恢復正常機能的醫生。對於身體健康，具有決定性的影響力。因此善用這自然產生的物質，就顯得更爲重要了。

健康的人若有足夠的抗體，身體對疾病的防禦力便會增加；生病的人若能有效回收抗體，不使流失，則身體的自癒力便提高。如何迅速有效地回收抗體呢？唯有—尿療法。

◎如何開始尿療法◎

認識明白了尿療法的功效之後，或許仍然無法接受喝尿一事，但爲了身體健

康，喝尿治病的確値得一試。

尿療法並無特別規定，飲尿量也沒有一定的限制，完全視個人情況而定。通常，大部分的人會在早晨起床後，喝下最初的尿。有些在嘗試階段的人，爲了打破心理障礙，會將尿與其他食物、飲料同飲，亦無不可。重要的是，要對尿療法深具信心，持續進行，直到治療疾病，恢復健康爲止。

喝下第一杯尿，需要相當的勇氣。不要心存排斥，或顧慮他人的嘲笑；既然下定決心實施尿療法，就應相信自己的判斷是明智的，並且持續施行。習慣之後，你會發現飲尿沒有想像中困難，效果卻可能超乎想像之外。

你想擁有健康嗎？提起勇氣，並親身實踐吧！

藥草浴

埃及豔后用牛奶洗澡，日本人最愛洗溫泉，西方女子鍾愛泡泡浴。而中國人自從神農氏嚐百草之後，就善於應用各種藥草；中國人洗的當然是藥草浴囉！

不論是三天洗一次，還是一天洗三次，洗澡已成爲日常生活中的一部份。或許你講究使用哪種品牌的沐浴用品，或許你在乎是否擁有價值十五萬元的按摩浴缸，然而，你可曾想過，洗個有益健康的熱水澡，需要注意的事項，不在於名牌的沐浴用品及昂貴的浴缸，而是你從不曾特別留意的小禁忌。

以下入浴十項禁忌，千萬要注意實踐：

禁忌一：別在吃飽飯後馬上入浴。

禁忌二：別在運動後立刻洗澡。

禁忌三：避免酒後入浴。

禁忌四：生病尚未復元時盡量不入浴。

禁忌五：水溫以不超過四十度爲原則。
禁忌六：避免長時間泡浴。
禁忌七：一天洗澡次數最好不超過三次。
禁忌八：生理期不適合坐浴、盆浴，宜採淋浴方式。
禁忌九：不要直接進入熱水中，應先在身上潑灑熱水，使身體適應水溫後再泡浴。
禁忌十：不要與有皮膚病的人共用沐浴用品，避免遭受感染。

留心以上的注意事項，洗澡才能眞正達到潔淨身體、消除疲勞、增進健康的效果。甚至於如果你願意相信老祖宗的智慧，你可以嘗試具有治療效果的「藥草浴」。

洗藥草浴比洗溫泉更簡單方便，因爲你不需大費周章的跑到遙遠的溫泉區，只要到中藥店購買所需的藥材，就可以在家中享受具有治療效果的藥草浴。洗藥草浴時，不必將藥草煎煮過，只需將買回的藥草裝入小布袋中，直接投入熱水中即可。至於分量多寡，視治療目的來決定，通常在洗澡水中加入五〇～一〇〇克

的藥草就能發揮相當的效果了。

藥草浴的禁忌和一般洗澡的禁忌相同，只需按照正常泡澡的方式即可。唯一要提醒皮膚病患者，進行藥草浴時要慎選藥材，避免辛辣、刺激性的辣椒、薑之類的材料；身體過度虛弱時也不宜泡熱水浴。掌握這些原則，洗個健康的藥草浴，實非難事。

洗藥草浴，可以鬆弛緊張的情緒，消除疲勞倦怠，對於神經痛、肩膀痠痛，腰痠背痛、風濕、關節炎、胃腸病……等疾病，皆有治療功效，並且可幫助睡眠，減輕失眠之苦。

在家進行藥草浴時，可上中藥店購買川芎、黃柏、番椒、陳皮、生薑、蒼朮、當歸、茴香八味，這八味藥草本身各有特色及療效，在洗澡時加入熱水中浸泡，即能達到良好的治療效果。

在家自行實施藥草浴，方便、經濟又不受打擾，可說是最舒服的治療法，只要切實掌握洗澡禁忌，治病也可以很簡單。如果你沒試過，何不現在就開始！

國家圖書館出版品預行編目資料

民俗醫生教你怎樣活用名間偏方／莊亭亭編著.
第一版 ——臺北市：知青頻道出版；
紅螞蟻圖書發行，2008.02
面　　公分——(健康 IQ；15)
ISBN 978-986-6905-96-4 (平裝)

1.民俗療法 2.偏方

413.9　　97000191

健康 IQ 15

民俗醫生教你怎樣活用名間偏方

編　　著／莊亭亭
發 行 人／賴秀珍
榮譽總監／張錦基
總 編 輯／何南輝
特約編輯／呂靜如
平面設計／劉淳涔
出　　版／知青頻道出版有限公司
發　　行／紅螞蟻圖書有限公司
地　　址／台北市內湖區舊宗路二段121巷28號4F
網　　站／www.e.redant.com
郵撥帳號／1604621-1　紅螞蟻圖書有限公司
電　　話／(02)2795-3656（代表號）
傳　　眞／(02)2795-4100
登 記 證／局版北市業字第796號
港澳總經銷／和平圖書有限公司
地　　址／香港柴灣嘉業街12號百樂門大廈17F
電　　話／(852)2804-6687
新馬總經銷／諾文文化事業私人有限公司
新加坡／TEL:(65)6462-6141　FAX:(65)6469-4043
馬來西亞／TEL:(603)9179-6333　FAX:(603)9179-6060
法律顧問／許晏賓律師
印 刷 廠／鴻運彩色印刷有限公司
出版日期／2008年2月　第一版第一刷

定價 250 元　港幣 83 元

ISBN 978-986-6905-96-4　　**Printed in Taiwan**